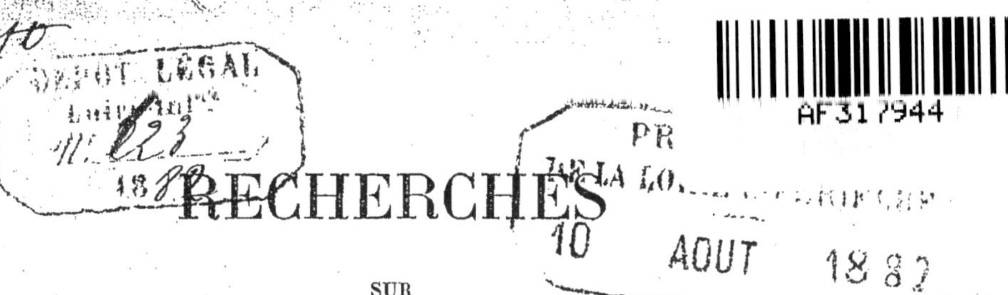

RECHERCHES

SUR

L'ÉPITHÉLIOME CALCIFIÉ

DES GLANDES SÉBACÉES

CONTRIBUTION A L'ÉTUDE DES TUMEURS OSSIFORMES

DE LA PEAU

PAR LE Dr A. MALHERBE,

Professeur à l'Ecole de Médecine de Nantes.

———— ·· ————

MÉMOIRE COURONNÉ PAR LA SOCIÉTÉ DE CHIRURGIE.

———— ·· ————

PARIS,

Octave DOIN, ÉDITEUR,

Place de l'Odéon, 8.

—

1882

RECHERCHES

SUR L'ÉPITHÉLIOME CALCIFIÉ

DES GLANDES SÉBACÉES

RECHERCHES

SUR

L'ÉPITHÉLIOME CALCIFIÉ

DES GLANDES SÉBACÉES

CONTRIBUTION A L'ÉTUDE DES TUMEURS OSSIFORMES

DE LA PEAU

PAR LE Dr A. MALHERBE,

Professeur à l'École de Médecine de Nantes.

—— •• ——

MÉMOIRE COURONNÉ PAR LA SOCIÉTÉ DE CHIRURGIE.

—— •• ——

PARIS,

Octave DOIN, ÉDITEUR,

Place de l'Odéon, 8.

——

1882

RECHERCHES

SUR

L'ÉPITHÉLIOME CALCIFIÉ

DES GLANDES SÉBACÉES

CONTRIBUTION A L'ÉTUDE DES TUMEURS OSSIFORMES
DE LA PEAU

Par le Dr A. MALHERBE, professeur à l'Ecole de Médecine de Nantes.

Mémoire couronné par la Société de chirurgie.

PRÉAMBULE.

Le hasard nous a fait rencontrer et recueillir depuis une dizaine d'années un certain nombre de tumeurs de la peau ossiformes pour la plupart et ayant ce caractère commun de contenir une forte proportion de phosphate de chaux. Nous avions considéré les premières qui nous ont été remises soit comme des kystes à contenu calcifié, soit comme des ostéomes du tissu conjonctif sous-cutané, et nous n'avions pas poussé plus loin leur étude lorsque nous eûmes à examiner, en 1878, une petite tumeur parsemée de grumeaux calcaires dans toute son étendue. Cette tumeur, grosse comme une petite amande, provenait de la partie postérieure du cou d'une jeune fille de quatorze ans. Il y avait déjà plusieurs mois qu'elle nous avait été remise par le chirurgien qui l'avait enlevée, lorsque nous entreprîmes de l'étudier à fond. Nous nous trouvâmes en présence d'une structure que nous n'avions jamais rencontrée : celle d'un épithéliome pavimenteux tubulé dont toutes les masses épithéliales seraient envahies par la calcification. A peine avions-nous terminé cette étude, que deux autres tumeurs, l'une remarquable par son volume, l'autre par le jeune âge du sujet qui la portait, se présentèrent à notre observation. Les résultats auxquels nous sommes arrivé en les étudiant nous ont conduit à faire une révision de toutes les tumeurs ossiformes ou calcifiées de la peau contenues dans notre collection. Toutes ces tumeurs sont construites sur le même type, et nous n'avons pas tardé à reconnaître :

1° Que nous étions en face d'une espèce de tumeur non encore décrite dans les auteurs classiques, ou du moins dont la structure n'avait pas été bien interprétée ;

2° Que ces tumeurs ont leur point de départ dans les glandes sébacées ;

3° Que par leur mode de développement et par leur structure, elles rentrent dans le genre épithéliome, mais qu'elles s'en écartent par leur bénignité complète.

Ce sont les résultats de nos recherches que nous nous proposons d'exposer dans ce travail.

Pour donner à cet exposé une clarté suffisante, nous devons jeter tout d'abord un coup d'œil sur les autres tumeurs des glandes sébacées, telles que l'athérome ou loupe et l'épithéliome pavimenteux vulgaire.

Les kystes athéromateux ou loupes sont des tumeurs très communes dont l'histologie nous est bien connue, surtout depuis les travaux de Virchow. (*Traité des tumeurs,* tome I, p. 227.)

Les épithéliomes limités (au moins pour un temps) à l'intérieur d'une glande ou d'un groupe de glandes sébacées sont beaucoup plus rares ; mais ils existent : ils ont été considérés à tort, selon nous, comme des polyadénomes par divers auteurs ; nous en pourrons citer deux faits authentiques que nous avons étudiés nous-même.

Les loupes et les épithéliomes ont pour caractère commun d'être dus à la néoplasie épithéliale ; mais leur structure diffère en ce que, dans la loupe, il n'y a que les parois de la poche qui soient restées vivantes, tout le contenu étant un magma de substance nécrobiosée ; dans l'épithéliome, au contraire, il y a des parties vivantes et continuant à évoluer dans toute la masse de la tumeur ; ces parties sont, d'une part, la charpente conjonctive que l'on rencontre plus ou moins abondante dans tous les épithéliomes ; d'autre part, les masses épithéliales en voie d'accroissement. Supposons qu'une telle tumeur, un épithéliome tubulé, par exemple, soit envahi au fur et à mesure de son accroissement par la calcification, tout en continuant à s'accroître plus ou moins lentement par les parties survivantes, et nous aurons une idée très exacte de ce qu'est l'épithéliome calcifié des glandes sébacées.

Nous suivrons dans notre étude le plan que voici : nous jetterons d'abord un coup d'œil sur la structure des glandes sébacées à l'état normal ;

Nous étudierons ensuite l'athérome simple ou calcifié, puis l'épithéliome ou cancroïde limité à une glande sébacée. Enfin nous arriverons à l'épithéliome calcifié, objet principal de ce travail.

CHAPITRE I.

—

HISTOLOGIE NORMALE DES GLANDES SÉBACÉES.

Les glandes sébacées, dont on attribue la découverte à Morgagni, sont des glandes en grappe situées dans le derme et dans le tissu connectif sous cutané, plus superficielles que les glandes sudoripares. Quelques régions du corps, comme la paume des mains et la plante des pieds, en sont totalement dépourvues. Elles sont distribuées sur tout le reste de la peau où elles affectent avec les poils un rapport à peu près constant ; mais elles diffèrent beaucoup par leur volume. Dans certaines régions, comme la face interne des membres, le dos de la main et du pied, elles sont peu abondantes et surtout peu développées ; elles le sont davantage sur la poitrine et sur le dos ; mais c'est surtout à la face et principalement sur les ailes du nez qu'elles atteignent des dimensions considérables. On connaît du reste les différentes difformités ou maladies de la peau qui résultent de leur développement trop considérable, de leur fonctionnement trop actif ou de leurs inflammations.

M. Sappey a décrit trois variétés de glandes sébacées :

1° Celles qui s'abouchent à un follicule pileux ;

2° Celles qui, s'ouvrant à la peau, donnent passage à un ou plusieurs poils ;

3° Celles qui ne sont en rapport avec aucun follicule pileux.

Cette division, bonne en anatomie descriptive, est sans utilité au point de vue de l'histologie des glandes sébacées dont la structure est toujours la même, qu'elles soient ou non en rapport avec les poils.

Les glandes sébacées les plus simples, celles de la première variété de M. Sappey, sont souvent formées d'un ou de deux culs-de-sac seulement.

Au contraire, les glandes volumineuses peuvent présenter de trois à six ou sept culs-de-sac et même un plus grand nombre. Sur les coupes minces destinées à l'examen histologique, on n'a le plus souvent qu'une petite partie de la glande trop épaisse pour être comprise tout entière dans la coupe.

La structure des glandes sébacées est assez simple : elles se composent d'une membrane d'enveloppe et de plusieurs couches de cellules épithéliales contenues dans cette membrane. La membrane paraît être formée purement et simplement par la condensation des faisceaux connectifs au milieu desquels s'est développée la glande. Il nous a été impossible de découvrir la membrane amorphe granuleuse décrite par certains auteurs (1). Sur les parties riches en glandes sébacées, comme le nez, la peau du front, la racine de la verge, on peut arriver à isoler à peu près complètement les culs-de-sac glandulaires. Lorsque tout le tissu connectif qui revêt les cellules épithéliales est enlevé, ce à quoi l'on peut parvenir par une dissection patiente faite à l'aide de la loupe, on voit qu'il est absolument impossible, en dilacérant ou en écrasant la glande sous le microscope, de déceler la présence d'une membrane propre quelconque. On ne voit ni plicature, ni débris membraneux autour de l'épithélium. Il paraît donc très pro-

(1) Ch. Robin, *Traité d'histologie* de Ponchet et Tourneux, p. 488.

bable que cette membrane n'existe pas. C'est du reste l'opinion de M. Sappey.

La membrane de la glande n'est donc formée que par des faisceaux de tissu conjonctif. Cette membrane conjonctive pénètre entre les lobes de la glande, mais n'envoie aucun prolongement dans l'intérieur des culs-de-sac. Les cloisons que l'on voit dans l'intérieur des culs-de-sac (v. pl. I, fig. *a* et *b*) et qui pourraient en imposer pour des cloisons conjonctives, sont d'une autre nature, comme nous le dirons plus loin.

Sur la membrane d'enveloppe qui est très épaisse et très résistante, sont implantées les cellules épithéliales dont l'aspect, le volume et les réactions sont bien différents, suivant qu'on examine les cellules accolées à la membrane ou bien les cellules de l'intérieur de la glande. Contre la membrane, on rencontre une ou deux couches de cellules ayant, moins les dentelures, l'aspect et les réactions des cellules du corps muqueux de Malpighi. Elles ont un noyau assez gros, fortement colorable par le carmin, et muni d'un nucléole volumineux et réfringent. (Pl. I, fig. *b*.) Elles sont intimement soudées les unes aux autres et le point de contact est assez difficile à voir. A mesure qu'on s'avance vers l'intérieur du cul-de-sac glandulaire en s'éloignant de la face interne de la membrane, on rencontre des cellules dont l'aspect se modifie profondément. Ces cellules augmentent de volume et leur paroi s'épaissit tandis que leur noyau diminue de volume et de vitalité, ce que l'on voit parce qu'il prend moins bien le carmin. Le noyau se retrouve toutefois dans les cellules jusqu'au milieu du cul-de-sac et probablement jusqu'à l'entrée du canal excréteur. De l'épaississement de la membrane cellulaire que nous venons de signaler, il résulte que l'adossement des membranes des cellules voisines forme dans la glande un cloisonnement très remarquable et fort élégant qu'on pourrait au premier abord attribuer à la pénétration de cloisons conjonctives nées de la membrane du cul-de-sac ; mais un examen attentif fait voir tout de suite que ces cloisons sont dues à l'adossement des membranes épaissies des cellules. Un phénomène analogue se voit du reste dans l'épiderme lorsque les cellules deviennent vésiculeuses par suite de l'irritation.

Que devient le protoplasma cellulaire ? Il se remplit de graisse, ce qui donne aux cellules la réfringence spéciale qui permet de reconnaître les graisses à l'examen microscopique. La cellule paraît donc lorsqu'on l'examine sans le secours d'aucun réactif, comme une vésicule adipeuse ; mais si l'on dissout la graisse en faisant séjourner la préparation dans l'éther (1) pendant quelques minutes, la cellule devient transparente et l'on découvre les détails que voici :

D'abord on aperçoit le noyau qui était totalement masqué par la graisse. Ce noyau très petit, assez peu coloré, est muni d'un petit nucléole. Il est tantôt arrondi, tantôt déformé.

Le protoplasma cellulaire, dont la graisse a été chassée, présente un aspect très curieux. Il est cloisonné par un réticulum excessivement fin et délicat partant de la membrane cellulaire et aboutissant au noyau (pl. I, c). On dirait un grand nombre de vésicules extrêmement petites dont le protoplasma serait criblé ; ce sont peut-être les loges où se dépose la graisse, tandis que les cloisons représentent le protoplasma primitif de la cellule. Quelquefois le noyau présente des déformations comme s'il avait été comprimé ou refoulé par ces petites

(1) Technique. — Après avoir coloré la coupe par le picro-carmin, on la lave rapidement, puis on la déshydrate par l'alcool et on la met ensuite dans l'éther quand l'alcool qui l'imbibe est à peu près évaporé. On la remet ensuite dans l'alcool, puis dans l'eau et enfin on la monte dans la glycérine.

vésicules. Ce réseau donne aux préparations des glandes sébacées traitées par l'éther un aspect très remarquable. (Pl. I, *b*.)

Le conduit excréteur des glandes sébacées est souvent fort large. Il est le plus souvent, lorsqu'il s'ouvre à la peau, traversé par un ou plusieurs poils. Il est tapissé par des cellules épidermiques dont un certain nombre présentent des granulations colorables par le carmin (probablement granulations d'*éléidine* de M. Ranvier). Les cellules épidermiques deviennent de plus en plus plates, à mesure qu'on s'approche de la surface de la peau et finissent par se confondre avec les cellules épidermiques, sans ligne de démarcation bien nette.

Nous avons rencontré plusieurs fois dans des conduits excréteurs de glandes sébacées, en dehors de toute tumeur, des cellules emboîtées de manière à produire à peu près l'aspect d'un globe épidermique ; cela montre, comme nous le savions du reste déjà, qu'il ne suffit pas d'un globe épidermique pour constituer un épithéliome, ni même pour en permettre le diagnostic.

Développement des glandes sébacées.

De même que les autres glandes de la peau et des muqueuses, les glandes sébacées se développent par un petit bourgeon épithélial qui s'enfonce dans le derme. D'après ce qu'en disent les auteurs classiques, ce développement ne paraît pas avoir été suivi bien minutieusement.

Voici ce que nous avons observé sur trois séries de préparations faites sur la peau du nez de fœtus âgés de six mois, quatre mois (?) et deux mois et demi :

A deux mois et demi, c'est à peine si l'on distingue quelques rudiments de glandes en voie de formation du côté de la muqueuse nasale ; on ne voit rien du côté de la peau.

A quatre mois environ, les glandes sébacées sont déjà bien développées et donnent de très belles préparations. Elles représentent un doigt de gant légèrement renflé en massue, formé par la pénétration dans le derme de l'unique couche de cellules prismatiques qui représente à cet âge le corps muqueux de Malpighi ; dès que ce doigt de gant est assez large, il y pénètre un prolongement de l'épiderme corné. C'est donc de l'épiderme complet, rentré en doigt de gant dans la peau, qui forme la glande sébacée. A six mois, on trouve déjà de la graisse dans les culs-de-sac et des petits poils, bien développés, sortent de presque toutes les glandes de la peau du nez. (Voy. pour le développement, pl. I, *d.*)

Fonctions des glandes sébacées.

La fonction des glandes sébacées consiste dans la sécrétion du sébum ou matière sébacée, qui graisse la peau et les poils et les empêche, soit de se racornir sous l'influence de la sécheresse, soit de subir une macération trop marquée sous l'influence de la sueur ou au contact de l'eau. Les glandes sébacées ont sans doute une période fonctionnelle très active pendant les derniers temps de la vie intra-utérine, puisqu'elles sont probablement les organes producteurs de cet enduit gras qui, mêlé aux produits de la desquamation épidermique forme une couche parfois si épaisse sur le corps des nouveau-nés ; mais chez le jeune enfant, bien qu'elles soient très apparentes à travers la peau fine, elles paraissent peu actives, et ce sommeil de la fonction dure jusqu'à la puberté ; aussi, chez l'enfant impubère l'acné est-il fort rare (sauf l'acné varioliforme, *molluscum contagiosum,* de Bateman, affection contagieuse et peut-être parasitaire). Après la puberté, les follicules sécrètent en quantité plus ou moins considérable suivant les sujets, et leur fonction se continue jusqu'à la mort.

Le mécanisme de la sécrétion paraît être la dégénérescence graisseuse du protoplasma cellulaire ; il y aurait donc une grande analogie entre la sécrétion de ces glandes et celle de la mamelle.

La vascularisation des glandes sébacées est bien moindre que celle des glandes sudoripares, et leur innervation n'est pas connue.

Le produit de la sécrétion des glandes sébacées peut s'obtenir par le râclage de la peau du nez ou du front ou par l'expression du contenu glandulaire que l'on produit en pinçant la peau.

Ce produit de sécrétion consiste en cellules épidermiques accolées les unes aux autres et en cellules fortement chargées de granulations graisseuses. On y trouve aussi de nombreuses gouttelettes graisseuses libres et des amas de matière grasse ayant une teinte gris-bleuâtre, un peu spéciale à la graisse des glandes sébacées. Il y a enfin des poils microscopiques en nombre plus ou moins grand et souvent un parasite qui est probablement très inoffensif et qu'on appelle le démodex des follicules.

CHAPITRE II.

—

DE L'ATHÉROME SIMPLE ET DE L'ATHÉROME CALCIFIÉ.

A. — *De l'athérome simple (kyste sébacé, tanne, loupe, mélicéris, stéatome, kyste athéromateux).*

Tous ces noms paraissent désigner une lésion à peu près identique, le kyste par rétention développé dans une glande sébacée. L'aspect assez variable du contenu du kyste a engendré cette riche synonymie.

Laissant de côté toutes les formes d'acné, nous ne voulons nous occuper ici que des véritables tumeurs des glandes sébacées.

La plus commune est, sans contredit, l'athérome. Les athéromes qui se rencontrent le plus souvent à la tête, mais qu'on peut trouver partout où il y a des glandes sébacées, sont des tumeurs en général assez régulièrement arrondies, parfaitement mobiles par rapport aux parties sous-jacentes et recouvertes ordinairement par une peau saine, au moins pendant une longue durée de leur évolution. Elles varient depuis les dimensions les plus petites jusqu'au volume du poing d'un adulte. En examinant avec soin leur superficie, on rencontre la plupart du temps un point ombiliqué ou noirâtre, muni parfois d'une petite croûte, présentant d'autres fois une légère ulcération. Ce point est le vestige du canal excréteur dont l'oblitération a amené le développement du kyste. Lorsque ces tumeurs, vulgairement appelées loupes, siègent au cuir chevelu, il arrive que la peau qui les recouvre perd la plus grande partie de ses cheveux et s'amincit dans des proportions variables ; quelquefois, elle se vascularise et devient violacée ; lorsqu'elle est suffisamment mince, on peut voir par transparence la coloration jaunâtre du contenu ; elle peut enfin s'ulcérer, soit spontanément, soit à la suite de légers traumatismes.

La structure de ces tumeurs est assez simple. En examinant une loupe qui vient d'être enlevée ou qui a macéré quelque temps dans l'alcool, on voit qu'elle se compose d'une membrane assez résistante, épaisse, jaunâtre; translucide, qui peut s'obtenir, soit entière, soit en petits lambeaux. Cette membrane qu'on pourrait, au premier abord, croire connective et qui, comme l'a vu Virchow (*Traité des tumeurs*, tome I, p. 225) est épidermique, paraît homogène de structure ; elle est un peu élastique et se déchire par cassure assez nette, quand on la soumet à des tractions trop fortes. Elle présente environ 1/3 à 1/2 millimètre d'épaisseur ; on peut la diviser en lamelles minces, stratifiées, représentant les couches de cellules et obtenir d'assez grands lambeaux de ces lamelles.

C'est dans cette membrane que se trouve contenue la matière athéromateuse. Histologiquement, cette membrane est constituée exclusivement par des cellules épidermiques lamelleuses qui, traitées par le picro-carmin, se colorent en jaune ; elles n'ont pas de noyau ou bien elles n'en ont qu'un très petit. Elles sont intimement soudées entre elles; lorsqu'on les dissocie, on en trouve beaucoup qui présentent des lignes fines (voy. fig. 8, pl. II) qu'on doit considérer comme des crêtes d'empreintes dues au contact des bords des cellules voisines. Ces crêtes d'empreintes sont très analogues à celles que M. Ranvier a décrites et figurées dans son *Traité technique d'histologie,* et qui se rencontrent sur les cellules superficielles de l'épithélium buccal. Cette membrane qui, macroscopiquement et chirurgicalement, est la véritable membrane de la tumeur, est donc exclusivement épidermique.

En dehors de cette couche on rencontre une couche de cellules polyédriques analogues à celles du corps muqueux de Malpighi. Cette couche, composée de plusieurs assises de cellules, est un peu moins épaisse que la précédente et varie probablement beaucoup suivant les points où on l'examine. Elle se continue insensiblement avec la couche épidermique précédemment décrite ; mais elle s'en distingue par le moindre aplatissement de ses cellules et par la présence dans ces cellules d'un gros noyau colorable par le carmin. Ces cellules ne paraissent pas dentelées. A mesure qu'on s'avance vers la surface de la tumeur, c'est-à-dire vers le tissu conjonctif qui l'enveloppe, ces cellules deviennent de moins en moins plates ; elles possèdent de gros noyaux et de gros nucléoles et enfin leur couche la plus superficielle s'implante sur le tissu conjonctif plus ou moins condensé qui enveloppe la tumeur. La couche comparable au corps de Malpighi que nous venons de décrire peut être rudimentaire sur les loupes arrêtées dans leur évolution. On peut alors ne rencontrer qu'une couche peu épaisse de cellules vivantes et même elles peuvent être atteintes d'une dégénérescence graisseuse plus ou moins marquée. Cette couche de cellules polyédriques est assez difficile à voir ; il faut quelquefois employer l'acide acétique pour la distinguer. Nous avons rencontré au point d'implantation de ces cellules sur le tissu conjonctif une disposition intéressante : la ligne d'implantation est sinueuse ; elle présente des saillies et des enfoncements irréguliers où pénètrent des rudiments de papilles. Dans d'autres cas la ligne d'implantation est droite et ne présente rien de particulier. (V. pl. II, fig. 1 et 3.)

La membrane conjonctive très mince (péricystium de
Virchow) sur laquelle s'implante l'épithélium du kyste se
continue sans ligne de démarcation appréciable avec le tissu
conjonctif sous cutané. Elle est composée de faisceaux de
tissu fibreux adulte bien développés et n'ayant rien de spécial ;
mais les vaisseaux qui rampent dans ce tissu sont loin
d'avoir toujours l'apparence de vaisseaux normaux : tantôt
ils sont très rares, tantôt assez abondants ; on trouve parfois
des capillaires variqueux gorgés de sang formant un lacis
dans la membrane ; d'autres fois on n'en trouve presque pas.
Il y a souvent de l'endartérite dans les artérioles voisines et
quelquefois de la périartérite représentée par un manchon
de cellules embryonnaires autour des vaisseaux ; presque
toujours nous avons trouvé un peu de sclérose représentée
par l'épaississement des parois vasculaires et par le gonflement des cellules de la membrane interne.

Dans un cas nous avons trouvé que les glandes sébacées
voisines avaient subi un développement remarquable portant
principalement sur les cellules les plus voisines de la membrane glandulaire. Cette hyperplasie cellulaire peut être
portée à un point tel qu'il serait à peu près impossible, en
ne voyant qu'un seul cul-de-sac glandulaire, de distinguer
cette lésion du début de l'épithéliome.

La peau, indépendamment de l'inflammation et de l'ulcération qu'elle peut présenter, est presque toujours amincie,
plus ou moins dépouillée de ses poils et quelquefois sillonnée
par des veines assez volumineuses.

On voit, d'après ce qui précède, que la glande transformée
en kyste athéromateux est devenue un véritable sac cutané
dont la paroi est formée par toutes les parties essentielles
de la peau, couche conjonctive, couche de cellules de Malpighi
et enfin couche cornée de l'épiderme. La principale modification dans l'évolution des cellules du kyste athéromateux

comparée à l'évolution normale des glandes sébacées consiste en ce que les cellules se transforment en épiderme immédiatement sans passer par l'état de cellules à protoplasme cloisonné comme celles que nous avons décrites (v. plus haut, p. 145) ; elles forment bien encore un peu de graisse ; mais en général c'est surtout l'épiderme qui prédomine.

Le contenu des kystes sébacés varie d'aspect selon l'âge et le volume des tumeurs et selon des conditions qui nous échappent. Tantôt, surtout dans les tumeurs jeunes, il a la consistance de suif (stéatome des anciens) et présente une couleur blanche ; tantôt il ressemble à du miel (mélicéris) ; le plus souvent il se compose d'une bouillie grumeleuse qui peut servir de type pour la description.

Cette bouillie jaunâtre présente fréquemment une odeur assez marquée qu'on a comparée à celle du vieux fromage. Lorsque la peau est ulcérée et qu'il y a un peu d'inflammation, l'odeur devient repoussante. Si l'on examine attentivement le contenu de l'athérome, on peut y distinguer deux substances : une blanche, desséchée, plus ou moins brillante ; l'autre plus molle et plus jaunâtre. La substance la plus dure est composée d'amas de cellules épidermiques, accolées ensemble ; ces cellules plates, foliacées, sont souvent dépourvues de noyau. Quelquefois elles en présentent un très petit assez peu colorable par le carmin. Tantôt ces cellules sont véritablement soudées entre elles, tantôt elles sont simplement accolées par suite de la pression dans l'intérieur de la tumeur, pression qui les applique les unes contre les autres. On peut observer qu'elles forment des dessins variés et qu'elles ébauchent parfois des globes épidermiques. Ces globes sont beaucoup moins nets que ceux des épithéliomes. Outre les éléments cellulaires, on trouve de la graisse libre sous forme de gouttes plus ou moins grosses, des cristaux de graisse et de nombreuses tablettes de cholestérine ; on rencontre aussi des débris granuleux comme dans toute cavité contenant des produits d'exfoliation. En somme, on voit que les cellules épidermiques sont l'élément le plus important par sa masse dans le contenu des kystes athéromateux. Nous avons décrit plus haut ces cellules et nous en avons représenté quelques types (Voy. fig. 7 et 8, pl. II) Ajoutons que parmi celles qui présentent un petit noyau colorable ou non par le carmin, on en trouve beaucoup qui sont sillonnées de crêtes d'empreintes (fig. 8, pl. II) dues au contact du bord des cellules voisines. On rencontre assez fréquemment dans les loupes des poils plus ou moins grands et souvent assez nombreux. La présence de ces poils ne suffit donc pas pour faire le diagnostic entre un kyste dermoïde et un kyste sébacé simple. Il faut tenir compte de l'origine congénitale des kystes dermoïdes, de. leur siège, de leur adhérence au squelette, etc. Il est facile de se rendre compte du mode de formation de ces poils : ils proviennent des follicules pileux, annexés à la glande sébacée malade qui continuent à sécréter lorsque la cavité glandulaire s'est agrandie. Le poil, au lieu de sortir au dehors, pénètre au milieu des masses épidermiques qui remplissent la poche ; il y tombe à un certain moment. Un poil nouveau se comporte de la même manière ; de sorte que dans les loupes anciennes on peut en rencontrer une certaine quantité.

Nous n'insisterons pas sur la pathologie des loupes ni sur leur étude clinique ; nous voulions seulement établir bien nettement leur structure pour permettre au lecteur de saisir les analogies et les différences avec les autres tumeurs que nous allons décrire maintenant.

B. — DE L'ATHÉROME CALCIFIÉ.

(Kyste à contenu calcifié ou crétacé, pierre de la peau, etc.)

Nous avons dit que les loupes pouvaient présenter de

grandes variations de volume ; lorsqu'elles sont petites et qu'elles marchent lentement, leur contenu peut subir la curieuse modification indiquée par le titre de ce paragraphe : il peut s'incruster de phosphate de chaux.

Voici un exemple type de cette calcification :

Observation (personnelle).

Un homme de 55 ans, entré à l'Hôtel-Dieu pour une fracture de côte, présentait au niveau du scrotum une tumeur blanchâtre, grosse comme une noisette, datant de plusieurs années, et recouverte d'une peau très amincie, dont la transparence permettait de voir la blancheur du contenu de la tumeur. Autour de la tumeur principale se voyaient un certain nombre de kystes sébacés tout petits, blanc-jaunâtre, gros comme des grains de mil. Sur la plus grosse tumeur se trouvait un petit orifice. En pressant pour en évacuer le contenu, que nous croyions de consistance pâteuse, nous vîmes la peau très mince se déchirer, et il tomba avec bruit dans la poêlette, presque sans effusion de sang, une concrétion arrondie, blanche, très dure, grosse comme une petite noisette.

Examen histologique. — En voulant fendre la tumeur, on obtient une des moitiés assez nette ; l'autre moitié vient par morceaux dont la cassure ressemble à celle du mastic durci. La surface de la concrétion est revêtue d'une membrane d'une finesse extrême dont on peut arracher des petits lambeaux à l'aide d'une pince à mors très fins. La présence de cette membrane donne, après dessiccation, un aspect luisant à la surface de la tumeur.

L'examen histologique a porté sur la membrane, sur le contenu dissocié et sur des coupes comprenant la membrane et une partie de la tumeur.

La membrane examinée après dissociation dans le picro-

carmin se montre formée de fibres connectives adultes pauvres
en cellules et ne présentant rien de particulier. La dissociation
ou l'écrasement de petites portions du tissu font obtenir soit
des débris de cellules, soit des cellules lamelleuses ne
présentant plus trace de noyau. Ces cellules se colorent en
jaune par l'acide picrique ; quelques-unes ont pris le carmin,
mais par suite d'un séjour prolongé dans ce réactif, et n'ont
aucun des caractères de cellules vivantes. La calcification de
ces lamelles épidermiques est tellement intime qu'on n'y
distingue pas ces granulations grisâtres que l'on observe
fréquemment dans l'envahissement calcaire des tissus et
que nous retrouverons dans les cellules de l'épithéliome
calcifié.

Outre les cellules et leurs débris, on trouve de nombreux
cristaux, probablement de phosphate calcaire. Nous n'avons
pas noté la présence de la cholestérine. Sur les coupes faites
après décalcification, voici ce qu'on observe : l'ensemble de
la coupe présente des cavités accidentelles et des fendille-
ments analogues à ceux que l'on voit sur une substance
pâteuse qui s'est desséchée. Les cellules les plus superficielles
sont intimement adhérentes à la membrane conjonctive; elles
sont fort peu distinctes les unes des autres. Quelques-unes
d'entre elles se présentent comme un quadrilatère irrégulier,
tranchant sur les cellules voisines par une coloration plus
rouge ; mais il y a là une simple imbibition par suite du séjour
prolongé des coupes dans le carmin. Ces cellules n'ont pas
trace de noyau. A mesure qu'on s'avance vers le centre de la
tumeur, on trouve des cellules moins colorées, et, sur le bord
des coupes, les cristaux, probablement phosphatiques, signalés
plus haut. Les cellules se distinguent à peine les unes des
autres par un contour assez mal défini ; on croirait avoir sous
les yeux une substance inorganique. Il n'y a aucune trace de
substance conjonctive ni d'un tissu vivant quelconque dans

l'intérieur de la tumeur. (Pl. II, fig. 4.) (Année 1879, pièce n° 118 de la collection.)

On voit, d'après cette description, qu'il s'agit purement et simplement d'un athérome dont le contenu a subi l'encroûtement phosphatique. Ce fait n'est pas extrêmement rare ; Virchow (1) cite un cas qui paraît tout à fait identique au nôtre. Vogel (2) cite également un cas de tumeur calcifiée du scrotum ; enfin, dans la thèse de Martin Wilckens (v. plus loin le chapitre *Historique*), nous trouvons un cas de Julius Vogel qui aurait vu 150 petites tumeurs phosphatiques sur le scrotum d'un homme de 33 ans. Nous ne pouvons pas savoir si l'on rencontre le véritable athérome calcifié dans d'autres régions, car la distinction n'a pas été faite entre cette espèce de tumeur et les véritables épithéliomes calcifiés que nous étudierons plus loin, qui en sont profondément différents par leur structure, mais qui peuvent avoir des caractères extérieurs presque identiques.

En tout cas, le fait unique que nous avons pu examiner est absolument probant et montre qu'un kyste athéromateux peut être envahi par la calcification pure et simple sans intervention d'autre processus, et mérite alors le nom d'athérome calcifié.

Le diagnostic de l'athérome calcifié ne peut être fait avec certitude que par l'examen histologique de coupes faites sur des fragments décalcifiés de la tumeur. Nous reviendrons sur ce diagnostic à propos de celui de l'épithéliome calcifié.

----

(1) Virchow. *Traité des tumeurs,* tome I, p. 227.
(2) Vogel. *Traité d'anatomie pathologique,* 1847, p. 346.

CHAPITRE III.

—

DE L'ÉPITHÉLIOME PAVIMENTEUX, LOBULÉ, ENKYSTÉ ET LIMITÉ
A UNE SEULE GLANDE SÉBACÉE.

On sait que les tumeurs épithéliomateuses, qu'elles affectent
la forme carcinomateuse ou la forme d'épithéliome lobulé,
tubulé ou à cellules cylindriques, se distinguent par leur défaut
absolu d'enkystement et par la tendance qu'elles ont à envoyer
des ramifications dans tous les sens assez loin du noyau principal, fait qui, selon nous, est la cause principale des récidives si communes après les opérations de cancer. Ces
ramifications donnent à la tumeur son adhérence si remarquable à la peau et aux tissus sous-jacents.

Cependant, on peut observer dans des cas très rares un
pseudo-enkystement de l'épithéliome lobulé et même du carcinome mammaire. Nous avons observé, en 1878, dans un
carcinôme du sein, un enkystement assez net du principal
noyau cancéreux. Nous ne saurions dire par quel mécanisme
cet enkystement s'est produit et nous ne pouvons y insister
actuellement. Au contraire, il est facile de se rendre compte
de l'enkystement de l'épithéliome lobulé dans le cas remarquable que voici :

Observation I.

Epithéliome lobulé, sous-cutané, du sommet de la tête (pièce n°
94 de l'année 1879.)

M. Heurtaux a enlevé à une femme de 36 ans une petite
tumeur, du volume d'une noix, qui occupait le sommet de la
tête et était sous-cutanée, recouverte d'une peau saine. Le
début de la tumeur remonte à deux ans et demi environ. Ses
caractères cliniques avaient fait penser à un sarcome. L'opération fut suivie de guérison de la plaie sans incident notable.

Examen histologique. — Après avoir fait macérer la tumeur
dans l'alcool, on la fend ; on voit que son tissu est jaunâtre ;
elle est enveloppée d'une membrane kystique assez nette. Elle
contient un grand nombre de petites cavités kystiques, grosses
comme des têtes d'épingle. A la surface, sous la membrane
de la tumeur, existait un kyste plus grand, qui est vide de
son contenu. Le tissu de la tumeur est assez ferme et les
coupes sont faciles à faire. Les préparations montrent un type
d'épithéliome pavimenteux.

Les parties ramollies et kystiques sont formées par des cellules
en voie de dégénérescence, ayant perdu leurs connexions
entre elles ; ces cellules arrivent à se résoudre complètement
en substance granuleuse, de sorte qu'on a des petits kystes
parfaitement ronds remplis d'une substance colloïde grenue.
Ces kystes sont situés au centre de masses épithéliales ayant
un caractère intermédiaire entre celles de l'épithéliome lobulé
et de l'épithéliome tubulé. La tendance épidermique et les
nombreux globes formés par des cellules aplaties et emboîtées
concentriquement rappellent l'épithéliome lobulé. La disposition
générale des traînées épithéliales rappellerait un peu l'épithéliome tubulé, mais cette distinction n'a aucune importance, vu

la proche parenté de ces deux espèces de tumeurs. Les masses épithéliomateuses forment de beaucoup la majeure partie du néoplasme ; elles sont séparées par de maigres tractus de tissu conjonctif jeune contenant quelques capillaires. Ces tractus conjonctifs eux-mêmes, chose curieuse et bonne à noter, rampent entre des cellules épithéliales en voie de dégénérescence, formant des amas assez considérables et parfaitement distincts des cellules épithéliomateuses par l'absence de noyau. La présence de ces cellules indique probablement que le tissu épithéliomateux s'est développé dans un kyste athéromateux préexistant et a refoulé des cellules épidermiques de ce kyste. (V. fig. 1, pl. III, une coupe de la récidive de cette tumeur.)

Nous ne relèverons dans cette observation que deux faits : l'enkystement complet de la tumeur, fait très rare pour l'épithéliome lobulé, et la présence de nombreux kystes dans la tumeur, fait moins rare que le précédent, mais cependant assez peu commun.

Six mois après l'ablation de cet épithéliome, M. Heurtaux nous envoya une petite tumeur qui s'était développée sur la cicatrice. Ainsi la récidive n'avait pas tardé à justifier notre diagnostic. Notons ceci en passant : il est impossible qu'un chirurgien diagnostique un épithéliome quand il se présente avec des symptômes aussi exceptionnels ; l'opérateur croit avoir affaire à une tumeur bénigne et l'enlève comme telle, sans prendre la précaution de dépasser très notablement les limites du mal, précaution qui, quoi qu'on en ait dit, peut prévenir les récidives de l'épithéliome lobulé dans une assez forte proportion.

Cette seconde tumeur enlevée par M. Heurtaux a une structure identique à la première, seulement elle n'est pas enkystée, et elle a présenté les caractères cliniques du cancroïde.

Elle diffère aussi de la précédente par une tendance épidermique un peu moindre ; mais elle est également farcie de kystes par dégénérescence (1), et ses cellules sont disposées comme celles de la tumeur mère. C'est sur une des préparations de cette tumeur que nous avons copié la planche.

On voit, par la simple inspection de cette planche, les principaux caractères de la tumeur, caractères identiques à ceux de la tumeur primitive.

Sur certaines préparations voisines des limites du mal, nous avons trouvé des glandes sébacées en voie de dégénérescence épithéliomateuse.

L'enkystement très remarquable de la tumeur primitive est dû probablement à ce qu'elle s'est développée non seulement dans une glande sébacée, ce qui est peut-être la règle pour l'épithéliome cutané, mais aussi à ce que cette glande sébacée était atteinte d'athérome avant de devenir épithéliomateuse. La membrane kystique de l'athérome a constitué la membrane que nous avons observée autour de cette curieuse tumeur. Bien que nous n'ayons pu suivre ce processus, les résultats de l'examen prolongé auquel nous nous sommes livré, nous font considérer comme très sérieuse l'hypothèse que nous venons d'émettre.

Un autre fait, non pas précisément d'enkystement, mais de limitation de l'épithéliome lobulé à une glande sébacée, est le suivant :

(1) On peut rencontrer dans les carcinomes et dans tous les autres épithéliomes deux genres de kystes : 1° les kystes par *dégénérescence*, dus à la nécrobiose et à la liquéfaction d'une partie du tissu morbide, et ce sont là les kystes les plus fréquents; 2° très exceptionnellement les kystes par *dilatation* d'une cavité normale préexistante. Ces derniers, très rares dans les épithéliomes, sont très communs dans certaines tumeurs bénignes.

Observation II (personnelle).

Epithéliome lobulé, limité aux glandes de Meibomius
(pièce n° 53 de l'année 1879.)

Nous avons pu examiner une petite tumeur enlevée par
M. le Dr Chenantais. Cette tumeur était située sur la paupière
d'une petite fille âgée de 11 ans. Elle présente un aspect
verruqueux, mamelonné et paraît excoriée. Elle est blanche
(après ablation) et se durcit très bien dans l'alcool. Après
durcissement, on voit à la coupe un tissu blanc mat, homogène, parsemé de points jaunes entourant de petites excavations. Les points jaunes rappellent à l'œil nu la couleur des
glandes de Meibomius. En examinant les coupes colorées au
picro-carmin à un faible grossissement, on voit du premier
coup qu'il s'agit d'un épithéliome limité aux glandes de
Meibomius ; en effet, le tissu conjonctif lâche, qui sépare les
culs-de-sac glandulaires les uns des autres, est absolument
normal. La mince membrane limitante de la glande sébacée
a donc été une barrière que le néoplasme n'avait pas encore
pu franchir au moment où la tumeur a été enlevée. La lésion
des glandes sébacées est très remarquable, surtout à cause de
la netteté parfaite avec laquelle on peut suivre son développe-
pement. Chacun se rappelle que les glandes de Meibomius
sont formées d'un conduit excréteur auquel sont appendus des
grains glandulaires plus ou moins piriformes, assez irréguliers
quant à leur volume. Qu'on suppose le canal excréteur dilaté
de manière à former une ampoule, et tous les grains glandulaires atteints de néoplasie épithéliomateuse s'arrêtant juste à
la membrane limitante, et l'on aura une bonne idée de la
tumeur que nous étudions. (V. pl. I, fig. *f*) Les cellules
épithéliomateuses sont rangées d'abord régulièrement le long

de la membrane ; elles deviennent plus grosses et plus irrégulières vers le centre des culs-de-sac ; enfin au milieu, on trouve des cellules épidermiques d'aspect vésiculeux très curieuses ; nous les avions prises d'abord pour des cellules chargées de graisse ; mais un examen plus attentif nous a montré qu'il s'agissait seulement de cellules épidermiques. Dans les points favorables des préparations, on voit que ces cellules contiennent de nombreuses granulations colorables par le carmin (éléidine de M. Ranvier). Nous considérons cette tumeur comme un épithéliome limité aux glandes de Meibomius. Dans la classification de M. Broca, ce serait un polyadénome ; mais, avec MM. Cornil et Ranvier, nous préférons la classer parmi les épithéliomes, à cause de la déviation du type des cellules épithéliales. Le caractère le plus important du néoplasme que nous venons d'étudier, c'est la limitation si nette du tissu pathologique par la membrane glandulaire.

Il est très rare de rencontrer des cas analogues, car les deux faits que nous venons de citer sont les premiers que nous observions depuis plusieurs années sur un grand nombre de tumeurs examinées à notre Laboratoire.

Dans ces deux épithéliomes, la membrane glandulaire a évidemment mieux résisté qu'elle ne le fait habituellement, et cependant sa résistance a été incomplète, puisque nous avons vu que l'épithéliome sous-cutané du sommet de la tête avait récidivé sous la forme clinique du cancroïde vulgaire. Ces deux observations où nous suivons l'épithéliome dans l'intérieur de la glande, avant de le voir gagner les tissus ambiants, seraient favorables à l'opinion que l'épithéliome se développe habituellement dans les glandes de la peau et des muqueuses. Se développe-t-il toujours aux dépens des glandes ? Il serait téméraire de l'affirmer et de repousser le développement aux dépens du corps muqueux de Malpighi. Cependant,

nous ne connaissons aucun fait d'épithéliome dans des points
dépourvus de glandes (1). Nous venir d'établir la possibilité
de l'enkystement de l'épithéliome pavimenteux et de sa limitation à l'intérieur des glandes sébacées. Notons que ces deux
faits ont été vus chez des sujets jeunes (femme de 36 ans et
petite fille de 11 ans). Nous allons voir maintenant que des
épithéliomes, développés dans des conditions analogues, peuvent subir une modification très curieuse qui consiste dans
l'envahissement de leurs cellules et un peu plus tard de leur
trame par le phosphate de chaux. Ces tumeurs ayant quelques
points de ressemblance avec l'athérome, il convient d'établir
ici avec précision la différence que l'on doit admettre au point
de vue anatomo-pathologique, entre l'athérome et l'épithéliome
d'une glande sébacée.

L'athérome, calcifié ou non, présente dans la membrane
kystique un contenu, simple produit de sécrétion. Il n'y a de
vivant dans la poche que les couches de cellules les plus
voisines de la membrane · conjonctive, cellules analogues à
celles du corps muqueux de Malpighi ; ces cellules vivent un
certain temps avant de se transformer en épiderme corné ;
en dedans d'elles, il n'y a plus que de l'épiderme et des produits de sécrétion ; on ne trouve plus aucun élément anatomique vivant.

(1) L'épithéliome de la cornée est douteux et tout au moins fort rare ;
l'épithéliome de la plante des pieds et de la face palmaire des mains,
parties dépourvues de glandes sébacées, est également inconnu, ou s'il
existe, c'est à l'état d'exception rarissime. Il y a donc lieu de croire que
les glandes sébacées pour la peau, et les glandes muqueuses pour les
membranes muqueuses sont le point de départ le plus fréquent de l'épithéliome. Le corps de Malpighi et les glandes sudoripares ne sont,
croyons-nous, que très exceptionnellement le point de départ d'un épithéliome primitif.

Dans un épithéliome, au contraire, il y a deux facteurs nécessaires : 1º les masses épithéliales ; 2º des tractus de tissu conjonctif plus ou moins épais et plus ou moins serrés qui soutiennent et séparent les unes des autres les masses épithéliales et qui supportent des vaisseaux. Il y a donc, dans ce second cas, une production néoplasique d'un développement plus complet.

L'athérome peut-il se transformer en épithéliome ? Oui, sans doute, et le fait n'est même pas très rare ; qu'on veuille bien se reporter à la planche II et à la description que nous avons donnée de certaines membranes de kystes athéromateux présentant des papilles ; on comprendra immédiatement le mécanisme de cette transformation : supposons que les papilles de la membrane s'allongent et pénètrent jusqu'au milieu de la tumeur en y conduisant leurs vaisseaux, et nous aurons un épithéliome complet. Il suffit donc que la membrane d'un kyste athéromateux bourgeonne à l'intérieur de ce kyste pour qu'il puisse s'y développer un épithéliome.

Nous signalions plus haut la possibilité de l'incrustation calcaire des cellules épithéliales dans un épithéliome ainsi développé. Cet envahissement calcaire donne à la tumeur l'aspect d'un tissu conjonctif plus ou moins développé, parsemé de grumeaux calcaires ; mais la trame d'un épithéliome ainsi pétrifié peut à son tour se transformer en un tissu de plus en plus dur et finalement en os vrai, de sorte qu'on arrive à avoir sous les yeux des préparations qui présentent ce singulier caractère de ressembler à un épithéliome tubulé dont toutes les cellules sont calcifiées et dont la trame est osseuse. Cette transformation du tissu conjonctif en os vrai n'est du reste qu'un cas particulier de cette loi très générale que « dans les tumeurs, les divers tissus dits de substance » conjonctive se substituent les uns aux autres avec la plus » grande facilité. »

Lorsque les tumeurs ont ainsi leur trame ossifiée, l'ensemble de la production devient ossiforme et peut en imposer pour un ostéome. Dans le fait, tous les ostéomes de la peau que nous avons pu examiner n'étaient autre chose que des épithéliomes calcifiés ; et, si l'on faisait une révision de tous les prétendus ostéomes de la peau (déjà très rares) qui peuvent être contenus dans les collections, il est probable que les casiers consacrés à l'ossification pure et simple du derme ou du tissu conjonctif sous-cutané s'appauvriraient singulièrement.

Nous allons essayer de décrire de notre mieux l'épithéliome calcifié, en exposant d'abord les faits que nous avons observés. Nous tracerons ensuite un tableau général de cette espèce de tumeurs, et nous essaierons de justifier la dénomination que nous avons adoptée.

Quant à la valeur clinique de l'expression épithéliome, nous ferons remarquer qu'un épithéliome peut être bénin dans certaines conditions, et que ce mot (1) n'entraîne pas *forcément* l'idée de la marche clinique de cancer ou de cancroïde, bien que cependant ces tumeurs malignes représentent les principaux types de la néoplasie épithéliale.

(1) Nous rappellerons à cet égard la bénignité de l'épithéliome dit *perlé,* et même celle de certains petits cancroïdes qui durent 12 à 15 ans sans causer beaucoup de dommage au malade. Nous tenons d'autant plus à insister sur ce fait, qu'au Congrès de Londres de cette année, où nous eûmes l'honneur d'exposer un résumé de nos recherches sur l'*épithéliome calcifié,* quelques objections nous furent adressées avec beaucoup de bienveillance, d'ailleurs, contre le nom dont nous avions baptisé nos tumeurs. Notre ignorance de la langue anglaise nous empêcha de comprendre immédiatement ces objections, et par conséquent d'y répondre. Nous espérons que la lecture du travail *in extenso,* que nous publions maintenant, prouvera à nos honorables contradicteurs que le classement que nous avons adopté est absolument inattaquable.

CHAPITRE IV.

—

OBSERVATIONS D'ÉPITHÉLIOME CALCIFIÉ.

Les treize tumeurs que nous allons passer en revue ont toutes été examinées par nous ; quelques-unes ont été étudiées très longuement depuis l'année 1878.

Observation I.

Kyste à contenu calcifié du sourcil.

Il s'agit d'un petit kyste du sourcil enlevé par M. Heurtaux vers 1875. Les détails de l'observation n'ont pas été recueillis. Nous trouvâmes dans ce petit kyste une matière crayeuse et dure, fort difficile à dissocier. N'ayant pas alors l'expérience acquise plus tard sur ce genre de tumeur, nous nous bornâmes à dissocier la masse crayeuse, et nous vîmes avec surprise des cellules ayant la forme de celles du cancroïde (épithéliome), grises, incrustées de chaux et ayant un noyau plus clair que le protoplasma. Ces cellules ne se coloraient nullement par le carmin. Nous fûmes très intrigué par leur aspect alors nouveau pour nous. Quelques préparations conservées à cette époque furent malheureusement perdues. Mais l'aspect de ces cellules calcifiées nous avait vivement frappé et resta très net dans notre souvenir ; aujourd'hui nous sommes certain que ces cellules étaient celles d'un épithéliome calcifié, et nous avons reconnu immédiatement comme identiques les cellules de la tumeur qui fait l'objet de l'*obs. II,* tumeur dont l'étude nous a ouvert les yeux sur la nature et la structure de l'épithéliome calcifié. Le kyste à contenu calcifié dont nous venons de donner une histoire malheureusement si incomplète était gros comme une lentille et provenait d'une femme adulte ou âgée.

Observation II,

Epithéliome calcifié du cou chez une jeune fille de 14 ans (pièce n° 91 de l'année 1878 ; collection de notre Laboratoire à l'Ecole de médecine).

La tumeur grosse comme une amande assez régulièrement ellipsoïde était située à la partie postérieure du cou d'une jeune fille de 14 ans.

L'époque du début n'a pas été notée. Elle fut enlevée par M. le Dr Heurtaux qui l'envoya immédiatement au Laboratoire. Elle fut immédiatement plongée dans l'alcool à 90° et conservée dans ce liquide.

Pour faire l'étude histologique, une partie de la tumeur fut immergée dans l'acide picrique, et c'est après macération dans ce réactif qu'on put pratiquer des coupes convenables, surtout après l'action de la gomme et de l'alcool.

Caractères macroscopiques. — La tumeur est parfaitement enkystée par une membrane jaunâtre, demi transparente. Sa dureté n'étant pas très considérable, on peut la fendre sans être obligé d'employer la scie. On constate alors que la coupe laisse voir à l'œil nu deux substances :

1° Une trame blanche un peu nacrée évidemment fibreuse ;

2° Une matière composée de grumeaux jaunâtres contenus dans les lacunes de la trame et parsemant régulièrement toute la tumeur.

On doit remarquer en passant cette distribution assez régulière de la substance calcifiée, en petites masses que séparent par des cloisons de tissu conjonctif bien vivant. Cela suffit déjà à établir une distinction importante entre le tissu de cette production et celui des tumeurs frappées de calcification en masse, sans que les parties calcifiées présentent un enchevêtrement avec d'autres parties ayant résisté à la calcification. Cette dernière disposition se voit dans les fibromyomes utérins où la calcification n'est pas très rare ; on la rencontre encore, dans certains produits inflammatoires calcifiés comme les fausses membranes de la plèvre ; dans la calcification de certains tissus fibreux normaux, comme par exemple le trèfle aponévrotique du diaphragme que nous avons trouvé, chez un sujet complètement calcifié ; enfin dans l'athérome calcifié que nous avons décrit au commencement de ce travail (Voy. plus haut p. 152).

La substance calcaire en question ne fait pas effervescence avec l'acide chlorhydrique ; c'est du phosphate et non du carbonate de chaux. Il convient donc d'employer le mot de tissu *calcifié* et non de tissu *crétacé*, comme l'ont fait plusieurs auteurs pour désigner cet envahissement calcaire des tissus normaux ou pathologiques. La substance calcifiée de notre tumeur se détache facilement et tombe en petits grumeaux laissant à leur place des alvéoles macroscopiques. Le tissu conjonctif qui limite ces alvéoles est très homogène et très résistant.

EXAMEN MICROSCOPIQUE.

Nous aurons à nous occuper successivement de l'étude des grumeaux calcifiés, de celle de la substance conjonctive, puis enfin de la membrane d'enveloppe.

En examinant à l'œil nu et par transparence les coupes colorées au picro-carmin, il est facile de reconnaître que la trame conjonctive seule s'est colorée, tandis que les grumeaux calcaires sont restés grisâtres ou jaunâtres. On peut voir aussi que les masses calcaires, de forme très variable, parfois ramifiées, forment des tractus épais d'1/2 à 1 millimètre et longs de plusieurs millimètres.

En examinant ces coupes avec un grossissement variant de 60 à 150 diamètres, on peut se faire une bonne idée de l'ensemble et des détails du tissu pathologique. (V. pl. V, fig. 1.)

On voit que les masses calcifiées qui n'ont pas du tout pris le carmin, forment à peu près les deux tiers de la substance du néoplasme ; dans la préparation choisie pour modèle, ces masses forment des boyaux irréguliers affectant un certain parallélisme. N'était le défaut de coloration de ces masses et leur opacité, on se croirait en face d'un épithéliome tubulé type.

La substance conjonctive qui sépare les masses épithéliales est, comme on le voit, d'épaisseur très variable, suivant les points. Nous reviendrons plus loin sur sa texture.

Si l'on applique à l'un des points les plus transparents des masses calcifiées un grossissement de 170 diamètres (obj. 6 oc. 1 Vérick), on voit que la masse entière est composée de cellules polygonales un peu aplaties, et dont le noyau non coloré par le carmin se détache en clair sur le protoplasma de l'élément anatomique. Ces cellules mesurent en moyenne 15 à 20 μ, et leurs noyaux ont un diamètre de 8 à 9 μ; autrement dit, le noyau a le volume d'un globule blanc du sang. Lorsque dans une de ces masses épithéliales, les cellules se présentent de champ, le tissu prend un aspect fibroïde, au lieu de l'aspect d'une mosaïque, très élégante sur certaines préparations, que l'on observe quand les cellules se présentent de face, posées à plat sur le verre porte-objet. Nous avons dit que les noyaux des cellules ne se coloraient pas par le carmin ; nous devons faire une exception pour certains points des masses épithéliales, dans lesquelles nous avons trouvé le noyau coloré par le carmin, tandis que le protoplasma était manifestement calcifié. Ceci est très intéressant et très important pour nous, parce que cela prouve que, dans l'espèce, la calcification ne commence jamais par le noyau, mais bien par le protoplasma, et que la cellule continue à vivre un certain temps après le début de l'envahissement calcaire. Nous reviendrons sur ces faits dans l'observation III, où nous trouverons le même phénomène plus marqué et plus facile à étudier. Décrivons maintenant la substance conjonctive qui sépare les masses épithéliales. C'est dans le cas actuel un tissu conjonctif encore jeune et riche en cellules fusiformes et en cellules dont on ne voit que les petits noyaux ronds fortement colorés par le carmin. Ces cellules sont situées entre ou sur des fibrilles connectives très délicates. Au milieu de ces fibrilles rampent d'assez rares vaisseaux ayant une structure extrêmement simple, celle des capillaires ; nous n'avons trouvé d'artères ou de veines ayant les trois tuniques sur aucune de nos préparations. Tout porte donc à croire que la circulation était très pauvre dans cette tumeur. Nulle part, l'état fibreux n'est très marqué dans la trame conjonctive ; le tissu est encore jeune sur tous les points.

Il nous reste à signaler dans le tissu de notre tumeur des cellules géantes et des masses épithéliales non calcifiées.

Les cellules géantes se retrouvent accolées le long de presque tous les amas calcifiés. Elles se composent d'une masse protoplasmique plus ou moins régulière, contenant de nombreux noyaux, soit disséminés dans la masse protoplasmique, soit ramassés en un petit tas, si l'on me permet cette expression dans un des points de la cellule. On n'ignore pas que les cellules géantes se rencontrent à peu près partout, et que depuis quelques années les histologistes en ont signalé la présence dans des néoplasmes très différents les uns des autres. On sait encore que, tandis que les uns les considèrent seulement comme un produit de l'oblitération vasculaire, d'autres les regardent comme vaso-formatives. Nous pensons, d'après quelques recherches que nous avons faites, que les grandes masses protoplasmiques dites cellules géantes, cellules mères, myéloplaxes, peuvent avoir des fonctions et une origine extrêmement variables, suivant les conditions dans lesquelles on les rencontre. Nous avons hésité longtemps sur le rôle qu'il faut leur attribuer dans la tumeur que nous décrivons. Mais en multipliant nos recherches et en comparant ensemble les coupes de nos diverses tumeurs, nous sommes arrivé à établir d'une manière à peu près certaine le rôle des cellules géantes dans l'épithéliome calcifié. Ces cellules géantes ne sont autres que d'immenses cellules embryonnaires qui sont destinées à se transformer en épithélium : cette observation nous conduit à admettre comme vraie, au moins dans certains cas, la théorie de Robin, qui explique la formation des épithéliums par segmentation d'une masse protoplasmique remplie de noyaux. Or, l'examen de quelques points de nos préparations nous fait considérer comme à peu près certaine cette transformation des masses protoplasmiques chargées de noyaux dites cellules géantes en épithélium presque immédiatement envahi par la calcification.

Nous signalions plus haut la présence de masses épithéliales non calcifiées. C'est là un point intéressant, parce que ces masses épithéliales contiennent quelques globes épidermiques assez nets. Dans les parties de ces masses qui ne sont pas occupées par les globes épidermiques, les cellules de l'épiderme ressemblent à celles qu'on trouve dans les loupes vulgaires.

La membrane d'enveloppe est constituée par un tissu conjonctif assez dense, qui donne naissance aux cloisons formant la trame de la tumeur.

En résumé, ce néoplasme se compose d'une trame conjonctive assez jeune, contenant quelques vaisseaux ; dans cette trame sont disséminés des boyaux irréguliers d'épithélium pavimenteux à cellules parfaitement soudées ensemble ; ces masses épithéliales ne sont pas creusées comme les glandes. Il s'agit donc certainement d'une tumeur du genre *épithé-liome pavimenteux*. Presque toutes les masses épithéliales ont leurs éléments incrustés de phosphate de chaux ; aussi, le nom qui s'impose pour désigner ce néoplasme est celui d'épithéliome pavimenteux calcifié.

Observation III.

Epithéliome calcifié du lobule de l'oreille chez un enfant de seize mois. (Pièce n° 97 de l'année 1879.)

Il s'agit d'une petite tumeur enlevée le 11 juillet 1879 par M. Heur-taux à une petite fille âgée de 16 mois. Depuis deux mois seulement, on s'était aperçu du développement de cette tumeur qui occupait la partie postérieure du lobule de l'oreille.

La tumeur, un peu moins grosse que le bout du pouce, est recouverte par la peau bien développée et paraissant saine à l'œil nu. A la coupe, après macération dans l'alcool, le tissu pathologique est farci de petits gru-meaux grisâtres, friables, qui s'émiettent sous le rasoir, ce qui rend ses coupes assez difficiles à faire. Ce tissu grumeleux est soutenu par des petits tractus blancs d'origine conjonctive.

Examen histologique. — Sur une coupe d'ensemble de la tumeur, on rencontre d'abord au-dessous de la peau normale et du tissu conjonctif sous-cutané, également à peu près sain, on rencontre, disons-nous, une membrane bien nette, épaisse d'environ 180 μ. Cette membrane forme une coque enveloppant totalement la tumeur. Dans l'épaisseur de cette coque, entre les faisceaux conjonctifs qui la constituent, on rencontre par places des traînées minces de cellules épithéliales gonflées ; peut-être sont-ce les cellules endothéliales d'un lymphatique. En tout cas, ces cellules doivent être un des éléments d'accroissement périphérique de la tumeur.

De distance en distance, il se détache de la surface interne de la membrane des piliers élégants formant avec cette dernière des espèces d'arcades. Ces piliers ou plutôt ces cloisons sont les origines de la trame conjonctive de la tumeur ; elles fournissent des prolongements qui se subdivisent à l'infini de manière à donner naissance à un réseau d'al-véoles macroscopiques de dimensions assez variables ; on peut voir à l'œil

nu les grandes et les moyennes; les petites se voient aisément à
l'aide d'un objectif faible. Ces alvéoles soutiennent des masses épithéliales tantôt calcifiées, tantôt non calcifiées. Le long de la membrane, on
rencontre d'abord des amas de cellules épithéliales encore jeunes, fortement colorées par le carmin. Ce n'est qu'à une certaine distance que l'on
rencontre des amas calcifiés. On aperçoit de très nombreux globes épidermiques. Dans certains points de la tumeur, les cellules se transforment
en lamelles épidermiques aussi régulières que celles de certains épithéliomes lobulés; dans quelques-unes de ces masses épidermiques on
rencontre des gouttelettes rondes d'une substance très fortement colorée
par le carmin. Nous prenions d'abord ces gouttelettes pour de très gros
nucléoles; mais c'était plutôt des particules de cette substance que
M. Ranvier appelle éléidine, substance qui jouerait, suivant cet histolo-
giste, un rôle important dans l'épidermisation des cellules.

Les masses de cellules calcifiées se composent d'éléments polyédriques
que l'on peut dissocier assez facilement. Ces éléments ayant un diamètre
moyen de 15 à 20 μ, possèdent un noyau de 10 à 12 μ. Ils sont parfaitement soudés les uns aux autres et se présentent tantôt avec un noyau
colorable par le carmin, tantôt avec un noyau non colorable, qui se
détache en clair sur le reste de l'élément. Jamais le protoplasma ne se
colore en rose ; il prend un peu l'acide picrique du picro-carmin et devient
jaunâtre. La coloration naturelle, après décalcification convenable, est
grisâtre. Dans les points où la décalcification par les réactifs est incomplète, on ne distingue pas bien les cellules les unes des autres ; le
phosphate de chaux donne aux coupes une réfringence qui empêche toute
bonne observation. Le fait que le noyau se colore le dernier dans la cellule prouve que la cellule est atteinte de son vivant par l'imprégnation
phosphatique ; en effet, les éléments anatomiques nécrobiosés perdent,
comme on sait, la propriété de se colorer par le carmin. Le noyau est
donc l'*ultimum moriens* ; il est probable que sa calcification est toujours
moins complète que celle du protoplasma, puisque le noyau apparaît comme
un espace clair au milieu de la cellule lorsqu'il a lui-même subi l'imprégnation phosphatique (1). Les cellules calcifiées, examinées après décal-

(1) Nous donnerons plus loin, à propos de l'obs. XIII, une autre
explication de cet aspect clair du noyau. Certaines préparations nous ont

cification, présentent un aspect que nous avons essayé de reproduire (1);
elles sont grises, pleines de granulations d'une finesse excessive ou de
petites hachures très délicates. Cet aspect est absolument typique ; en
dehors de l'épithéliome calcifié, nous ne l'avons jamais trouvé sur près
d'un millier de tumeurs que nous avons passées en revue, et nous croyons
qu'il suffirait d'une masse composée d'une dizaine de ces cellules pour permettre le diagnostic à tout observateur qui en aurait déjà vu au microscope. Dans certains points, les cellules sont aplaties, lamelleuses et
donnent lieu à des aspects variés suivant qu'on les voit de face ou de
champ.

Le long des masses calcifiées, on trouve dans un grand nombre de
points des myéloplaxes aussi belles que celles que l'on peut rencontrer
dans les tumeurs myéloïdes.

Imbu des nouvelles doctrines sur les cellules géantes, nous avons fait
de vains efforts pour trouver leurs rapports avec les vaisseaux et nous
assurer qu'elles étaient vaso-formatives. Or, nous sommes arrivé à un
résultat bien différent. Nous avons acquis la conviction que ces cellules
géantes étaient destinées à former les masses épithéliales calcifiées.

Un regard sur la fig. 1, pl. IV, montrera la disposition de ces cellules.
Nous n'insisterons pas ici sur leur fonction et sur les raisons qui nous font
les considérer comme les cellules mères de l'épithélium. Nous y reviendrons plus tard ; bornons-nous, pour ne pas allonger démesurément cette
observation, à affirmer notre opinion sur le rôle qu'elles jouent dans
l'épithéliome calcifié. Cette opinion est fondée de plus sur l'étude des
observations II, IV, X et XI, où nous avons vu des faits analogues. Il y
a encore des points que nous devons signaler où les cellules épithéliales
deviennent vésiculeuses, polyédriques et ressemblent aux cellules des
glandes sébacées. Souvent, dans ces cellules, il y a de ces granulations vivement colorées par le carmin qui nous semblent être l'éléidine de M. Ranvier. En somme, les éléments épithéliaux de la tumeur se présentent
sous trois formes principales : 1° lobules épithéliaux, non calcifiés, munis

conduit à admettre qu'il pourrait bien passer à l'état vésiculeux, et ainsi
rester indemne de toute calcification.

(1) Voy. pl. V, fig. 3.

de globes épidermiques, et offrant une identité complète avec les lobules
de l'épithéliome lobulé ordinaire ; 2º lobules mi-partie calcifiés ; 3º lobules
à l'état naissant représentés par des agglomérations de cellules géantes.
La trame de la tumeur revêt la forme de tissu conjonctif fibrillaire, riche
en cellules, ce qui tient au jeune âge du néoplasme. Le tissu conjonctif
ne présente nulle part de transformation en un autre tissu de substance conjonctive (os, cartilage, tissu muqueux); il est creusé par places
d'excavations contenant les masses protoplasmiques à noyaux multiples
ou cellules géantes précédemment décrites. La trame prend son origine,
comme nous l'avons dit, sur la membrane de la tumeur, et, partant ainsi
de la périphérie , envoie des cloisons qui se distribuent dans tout le
tissu. On trouve dans ces cloisons quelques vaisseaux très rares qui
semblent de simples capillaires ; la rareté des vaisseaux est du reste un
fait constant dans toutes nos observations. La proportion de la substance conjonctive est très faible par rapport à celle de la partie épithéliale, et de plus les travées de cette substance sont par places infiltrées
de cellules épithéliales comme cela se rencontre parfois dans les épithéliomes ordinaires. D'après cette structure, on ne saurait méconnaître
qu'il s'agit d'un épithéliome, et, vu les points atteints de calcification, le
nom d'épithéliome calcifié convient parfaitement pour désigner la tumeur
que nous venons de décrire.

Nous avons dit au début de cette observation que la peau et le tissu
conjonctif sous-cutané étaient entièrement sains; pour être absolument
exact, nous devons dire que nous avons remarqué un peu de gonflement
des noyaux des cellules de la couche de Malpighi, un peu d'hyperplasie
cellulaire dans le tissu conjonctif sous-cutané, du gonflement de l'endo-
thélium vasculaire et quelques amas épithéliaux parfaitement ronds
représentant probablement la coupe de conduits sudoripares dont l'épithélium avait proliféré.

Il y avait donc là des phénomènes d'irritation, assez communs du reste
dans la peau qui revêt les tumeurs.

Nous relèverons particulièrement dans cette observation le jeune âge
du sujet (16 mois), la rapidité relative de la marche et enfin le fait qu'on
pouvait reconnaître des éléments ayant la forme de ceux des glandes
sébacées. Cela suffirait pour lever tous les doutes possibles sur le point
de départ de la tumeur.

Observation IV.

Epithéliome calcifié à trame ossifiée. (Pièce n° 104 de
l'année 1879.)

La tumeur qui fait l'objet de cette observation a été envoyée au
Laboratoire par MM. Berruyer et Ravazé, qui l'ont enlevée à une jeune
fille d'une vingtaine d'années. Cette tumeur remonte à une époque assez
éloignée ; elle a mis plusieurs années à se développer. La même jeune
fille porte une tumeur analogue beaucoup plus petite dans le voisinage
de celle qui a été opérée. Ces deux tumeurs occupaient la partie supérieure
du bras, étaient mobiles et n'avaient aucune connexion avec le squelette.
Les suites de l'opération furent très simples et la malade guérit sans
accident.

Examen de la tumeur. — Grossièrement piriforme et un peu aplatie,
la tumeur mesure environ 8 centimètres de long sur 6 à 7 dans sa plus
grande largeur et 4 à 5 d'épaisseur. C'est la plus volumineuse tumeur
de cette espèce que nous ayons encore rencontrée jusqu'à ce jour.
Elle est complètement calcifiée, et, selon les points que l'on examine,
elle ressemble soit à un os court atteint de carie ou d'ostéite raréfiante,
soit à ces ostéophytes poreux qui se développent autour des séquestres
de nécrose, soit par places à un calcul vésical phosphatique ; il est friable
et il s'en détache des morceaux qui ressemblent aux plâtras phosphatiques
des vessies à urine ammoniacale. On peut voir dans la thèse de M.
Chenantais (thèse de Paris, 1881), un excellent dessin de cette tumeur.

Sur une grande partie de la surface du néoplasme la substance
calcaire est à nu. Ailleurs elle est recouverte d'une mince membrane
doublée de tissu adipeux. En un point il est resté un peu de peau très
amincie. Plusieurs fragments furent décalcifiés par l'acide picrique pour
permettre de faire des coupes.

L'examen microscopique donne les résultats suivants :

En examinant une coupe de la tumeur comprenant la peau, le tissu
conjonctif sous-cutané et une partie de la tumeur, on voit :

1° La peau à peu près normale ;

2° Le tissu conjonctif sous-cutané qui paraît normal et qui est parsemé de glandes sébacées portant des traces plus ou moins marquées d'irritation ;

3o Enfin on rencontre, non pas une membrane bien nette, mais des couches connectives limitantes qui se continuent avec le reste du tissu cellulaire sous-cutané sans aucune ligne de démarcation bien tranchée et qui ne se distinguent nullement de la trame des parties superficielles de la tumeur avec laquelle elles se continuent. Le tissu du néoplasme vu à un faible grossissement (15 à 20 diamètres) présente un aspect très élégant : des travées connectives assez délicates comme diamètre, mais constituées par un tissu totalement fibreux circonscrivent des espaces pleins de cellules épithéliales calcifiées. En continuant l'examen de la trame, nous nous sommes aperçu avec un très vif étonnement, car c'était la première fois que nous rencontrions chose semblable, qu'une partie de la trame connective était ossifiée sous forme d'os vrai avec ostéoplastes contenant des cellules, canaux de Havers, espaces médullaires remplis de moelle adipeuse ou embryonnaire, en un mot, sous forme d'os parfait. La distribution de cet os dans la tumeur est assez irrégulière, mais il y en a presque partout, au centre comme vers la surface. On arrive donc à avoir cet aspect extrêmement curieux de masses épithéliales calcifiées contenues dans une trame en partie fibreuse, en partie osseuse. En réfléchissant à cette disposition qui tout d'abord nous troublait un peu, nous nous rappelâmes avec quelle facilité, dans les tumeurs, les tissus de substance conjonctive se substituent les uns aux autres ; combien il est fréquent de voir la trame de l'épithéliome être indifféremment fibreuse, embryonnaire ou même muqueuse, sans que la valeur nosologique de la tumeur en soit changée, soit au point de vue anatomo-pathologique, soit au point de vue clinique, cette valeur étant déterminée uniquement par les cellules propres du néoplasme ; c'est-à-dire par les cellules épithéliales. La clarté se fit alors dans notre esprit et il devint évident pour nous que cette grosse tumeur était de même nature que celles dont nous venons de rapporter l'histoire dans les obs. I, II et III. Néanmoins, cette ossification de la trame, tout nouveau pour nous, méritait un examen approfondi. Nous étudierons successivement :

1o Les masses épithéliales ;

2o La trame tant fibreuse qu'osseuse ;

3o Les rapports de ces deux parties constituantes ;

4º Les rapports de la tumeur avec les tissus voisins ;

5º Son mode de propagation.

A. — *Masses épithéliales.* — On arrive assez facilement à dissocier dans les parties calcifiées un grand nombre de cellules soit une à une, soit par petits groupes de cellules soudées ensemble. En examinant les cellules isolées on voit qu'elles sont de forme et de dimension très variables comme les cellules épithéliales des épithéliomes vulgaires. Leur diamètre moyen est de 15 à 20 µ. Pour apprécier leur forme on se reportera à la fig. 3 , pl. V. Le noyau ayant 10 à 12 µ de diamètre ou même un peu moins est tantôt coloré en rose par le carmin, ce qui indique que l'élément n'était pas mort, pas nécrobiosé au moment de l'ablation de la tumeur. Au contraire, quand l'élément était en nécrobiose totale, on remarque que le noyau ne prend plus le carmin et qu'il se détache en clair sur le protoplasma ; cette particularité donne à la cellule épithéliale calcifiée un aspect très curieux que nous n'avions jamais observé avant ces recherches, et qui ferait reconnaître avec peu de chances d'erreur, une cellule de cette nature par tout observateur qui en aurait déjà vu au microscope.

Vu leur calcification, ces cellules épithéliales ont acquis une résistance toute particulière dont on trouve la preuve dans le succès du mode de préparation suivant, qui convient parfaitement pour l'épithéliome calcifié, tandis qu'avec toute autre tumeur, il ne donnerait qu'une bouillie informe : ce mode consiste à prendre un petit fragment des masses calcifiées et à les écraser entre deux lames porte-objet qu'on frotte l'une contre l'autre ; c'est une préparation écrasée un peu par hasard, qui nous a révélé les avantages de ce *modus faciendi,* que, bien entendu, nous repousserions pour tout tissu un peu délicat. On arrive par ce procédé à isoler parfaitement les cellules calcifiées, et on en obtient en grande quantité qui nagent librement dans le liquide additionnel. La dissociation par les aiguilles est très pénible et, vu la soudure assez intime des éléments dans la plupart des masses épithéliales, ne donne pas de très bons résultats. La calcification du protoplasma est indiquée par des granulations ou de fines hachures élégamment disposées autour du noyau. Dans quelques points, les cellules sont arrangées en forme de globes épidermiques.

Les masses formées par ces cellules soudées entre elles, parfaitement visibles à l'œil nu, présentent toutes les formes possibles. Elles sont soutenues par la trame que nous allons bientôt étudier. Elles varient d'aspect, suivant que la calcification a envahi tout ou partie des cellules, suivant que ces dernières, qui sont toujours un peu aplaties, se voient de face ou de champ, et enfin, suivant qu'elles contiennent ou ne contiennent pas de cellules géantes. Les cellules géantes bordent les masses épithéliales ou sont situées au milieu d'elles. Nous y reviendrons en traitant du développement de la tumeur. Enfin, on trouve au milieu des masses calcifiées ou près d'elles des cristaux de cholestérine formant des tablettes plus ou moins nombreuses, suivant les points.

B. — *Trame*. — Nous avons dit que la trame était fibreuse par places, osseuse dans d'autres endroits. Dans les points où elle est fibreuse, elle revêt ou tend à revêtir la forme de tissu conjonctif condensé, dans lequel les fibres ne se distinguent plus les unes des autres. Ce type de tissu conjonctif a été bien indiqué par MM. Cornil et Ranvier ; il constitue les petites masses que ces auteurs appellent fibromes cornéens (voy. *Manuel d'anat. path.*, tome I, p. 156), nom déjà adopté par Rindfleisch.

Ce tissu conjonctif très dense n'est pas très rare dans les tumeurs d'origine épithéliale. Nous possédons quelques exemples de carcinome du sein dont la trame est formée par ce tissu. La calcification ou l'ossification vraie y sont très faciles.

Les éléments cellulaires de ce tissu conjonctif dense sont représentés par des cellules fusiformes très nombreuses par places, mais presque partout atteintes d'une dégénérescence granulo-graisseuse des plus marquées.

Dans d'autres points, il n'y a qu'un nombre très minime de cellules, et le tissu paraît presque complètement homogène. Les faisceaux du tissu connectif présentent, dans les points où la tumeur est en voie d'accroissement, un aspect tout particulier, ils sont dissociés ou écartés par des amas cellulaires contenant souvent des cellules géantes. Ces amas sont destinés à la formation des masses épithéliales.

On rencontre encore quelques très rares capillaires de diamètre variable.

Les parties ossifiées de la trame sont extrêmement remarquables, et l'on a vu qu'elles ont tout d'abord excité notre étonnement au plus haut point. Comme nous l'avons dit plus haut, c'est en nous souvenant de la loi de substitution des tissus de substance conjonctive, loi qui se manifeste si souvent en onkologie, que nous avons compris la signification de ce tissu osseux et vu qu'il ne changeait rien à la nature de la tumeur.

Les travées osseuses sont, dans quelques parties du néoplasme, l'uniue soutien des masses épithéliales. Elles se sont substituées en totalité aux faisceaux conjonctifs. Ces trabécules osseuses sont visibles à l'œil nu ; en regardant une préparation par transparence, on les voit se détacher sur le reste de la coupe ; elles atteignent près d'un demi millimètre de diamètre. Elles sont pourvues d'ostéoplastes plus ou moins nombreux selon les points, et l'on y distingue nettement le noyau de la cellule osseuse. Enfin, les plus grosses travées sont creusées de canaux à coupe arrondie représentant les canaux de Havers. Tantôt les travées osseuses sont en contact avec les cellules épithéliales calcifiées, fait très étrange, car on n'observe jamais, croyons-nous, dans d'autres circonstances, des masses épithéliales en contact avec du vrai tissu osseux ; tantôt elles en sont séparées par de la moelle osseuse qui se présente, soit sous forme de cellules adipeuses, réunies en amas considérables, soit sous ferme de moelle embryonnaire constituée par une trame fibroïde légère contenant des cellules rondes et fusiformes. On rencontre dans cette moelle des capillaires assez volumineux où l'on ne distingue que des cellules lymphatiques ; mais dans un point probablement voisin de la surface de la tumeur, on distingue des globules sanguins épanchés dans le tissu. Au milieu des espaces médullaires, on rencontre des groupes de cellules géantes. Dans certaines préparations, ces travées osseuses nous ont paru tapissées à peu près partout par des cellules épithélioïdes plates qui représentent les *ostéoblastes de Gegenbauer,* et qui servent à former l'os nouveau. Il est probable du reste que ces cellules se voient partout où de l'os naît directement du tissu fibreux. L'os paraît se continuer directement avec les travées conjonctives. Toutefois, au niveau des points de passage d'un tissu à l'autre, il y a toujours une accumulation de cellules qui rendent l'aspect de la préparation très confus. On sait combien est difficile l'étude des phénomènes d'ostéogénie ; nous nous bornerons à dire que sur plus de vingt préparations longuement étudiées, nous n'avons jamais vu le tissu conjonctif dense passer à l'état osseux sans interposition de tissu plus jeune. Cela serait conforme à la théorie de Müller, admise et développée par Ranvier, que l'os procède toujours du tissu embryonnaire, aussi bien quand il naît du tissu fibreux que quand il dérive du cartilage. Mais laissons cette question ardue et revenons à notre tumeur.

C. — Les rapports de la trame avec les masses épithéliales calcifiées ne nous arrêteront pas longtemps ; nous savons en effet déjà que les masses épithéliales sont contenues dans les espaces laissés libres par la trame, et sont généralement peu adhérentes aux travées, soit conjonctives, soit osseuses qui la constituent. Dans les points où la trame est osseuse, tantôt l'épithélium calcifié est séparé de l'os par de la moelle, tantôt le contact semble direct. Nous avons tendance à croire que ces cellules qui tapissent l'os et que nous avons comparées aux ostéoblastes de Gegenbauer, sont toujours interposées entre l'épithélium et le tissu osseux proprement dit ; toutefois, nous n'oserions pas l'affirmer : peut-être que dans ce cas, les cellules qui tapissent l'os subissent elles-mêmes la calcification ; quelques-unes de nos coupes le donneraient à penser.

D. — Les rapports de la tumeur avec les tissus voisins sont fort intéressants à étudier et on peut dire que leur intérêt a une portée générale ; nous signalerons en effet une disposition qui nous servira de base pour appuyer une opinion sur le mode de propagation des tumeurs épithéliales, et sur la cause qui les rend bénignes ou malignes en général.

Tandis que dans nos autres observations nous rencontrons une membrane assez épaisse formée par la condensation du tissu conjonctif sous-cutané au milieu duquel s'est développée la tumeur, ici, rien de semblable. Il n'y a aucune ligne de démarcation entre le tissu conjonctif sous-cutané normal et celui qui envoie des prolongements dans le néoplasme ; de plus, en examinant les parties de tissu conjonctif voisines des amas calcifiés les plus superficiels, on rencontre dans les mailles de ce tissu, ou, si l'on veut, dans ses espaces lymphatiques, de très petits groupes de cellules atteintes déjà de calcification. Cette disposition est, sauf la pétrification très précoce des cellules, absolument semblable à celle que l'on observe dans l'envahissement de l'épithéliome ou du carcinome (1). On

(1) Malgré l'autorité de MM. Cornil et Ranvier, nous considérons le carcinome comme ayant une origine épithéliale et non une origine

peut en tirer cette conclusion que si l'épithéliome calcifié est bénin, c'est uniquement parce que ses cellules sont arrêtées très vite dans leur évolution par l'imprégnation phosphatique. Sans cette imprégnation, elles se conduiraient comme les cellules du cancroïde ordinaire et conserveraient leur pouvoir infectant, c'est-à-dire leur malignité. Nous aurons occasion de revenir sur ce sujet très important pour la pathologie générale des tumeurs.

E. — Le mode de propagation et d'accroissement de la tumeur résulte de ce qui vient d'être dit ; l'accroissement se fait, en majeure partie, au milieu même du néoplasme, par le développement de nouvelles masses épithéliales au sein des travées connectives ; il se fait aussi un peu à l'extérieur de la tumeur par l'envahissement du tissu conjonctif voisin qui résulte du dépôt dans les mailles interfibrillaires de petites colonnes de cellules bientôt calcifiées. Cet envahissement très lent n'a pu s'effectuer que quand la membrane qui devait exister antérieurement a été elle-même dissociée et détruite par les dépôts néoplasiques.

L'accroissement à l'intérieur de la tumeur se fait au moins pour la plus grande part aux dépens des cellules géantes. L'étude du cas actuel confirme ce que nous ont appris les observations II et III. Certaines préparations sont peut-être encore plus probantes et montrent la transformation des cellules géantes en cellules épithéliales qui se calcifient immédiatement.

En résumé, la tumeur est un épithéliome calcifié dans lequel une partie de la trame a subi l'ossification. Cette ossification est un phénomène qui se produit probablement toutes les fois que l'épithéliome calcifié est un peu ancien ; les observations suivantes vont du reste nous édifier pleinement là-dessus.

Nota. — On trouvera plus loin l'analyse chimique de cette tumeur.

conjonctive. Nous sommes en cela d'accord avec MM. Robin et Lancereaux. Notre opinion se base sur des recherches personnelles qu'il serait trop long d'exposer ici.

Observation V.

Epithéliome calcifié de l'avant-bras. (1re série, pièce n° 10.)

Nous devons cette pièce à l'obligeance de M. le docteur Heurtaux. Elle a été enlevée sur l'avant-bras d'un jeune homme de 18 ans, il y a déjà un certain nombre d'années. Aucun détail clinique n'a été recueilli, et c'est seulement à titre de curiosité que la tumeur a été gardée ; on la considérait comme un ostéome sous-cutané, et elle fut classée sous cette rubrique dans notre collection.

Or, une étude convenable nous a montré qu'il s'agissait d'un épithéliome calcifié et non d'un ostéome. La tumeur a la forme d'un ovale aplati et le volume d'une noisette ; elle est représentée exactement sur la planche III, fig. 3. La surface est revêtue d'une membrane jaunâtre, demi transparente et peu épaisse. La coupe faite à la scie d'horloger présente une surface blanche homogène ; son tissu est presque aussi dense que le tissu compact des os ; elle n'est pas très friable, cependant on peut sans difficulté en détacher des morceaux.

Sur un morceau de la tumeur décalcifiée, voici ce qu'on observe au microscope : la membrane d'enveloppe est constituée par un tissu conjonctif dense, à fibres presque parallèles, ayant une épaisseur de 1 à 2 dixièmes de millimètres (100 à 200 μ). Immédiatement en dedans de l'enveloppe on commence à trouver des cellules calcifiées.

La disposition générale du tissu est tout à fait semblable à celle que nous avons décrite pour les tumeurs précédentes.

On voit que les travées connectives nées de la membrane d'enveloppe divisent le tissu en logettes pleines d'épithélium calcifié. Il y a quelques points où l'épithélium non calcifié est devenu simplement épidermique. Dans les masses calcifiées, on trouve des cellules emboîtées, arrangées en forme de globe épidermique. Une partie des travées connectives de la tumeur a subi l'ossification. Mais il y a un fait très important sur lequel nous devons attirer l'attention : c'est que l'ossification occupe le centre de la tumeur.

Les parties de la charpente conjonctive attenantes à la membrane et la membrane elle-même ne sont atteintes nulle part par l'ossification. Si nous insistons sur ce point, c'est qu'on a décrit en Allemagne des athéromes à coque ossifiée. Il est très possible que dans ce cas, il se soit agi d'épithéliomes calcifiés dont la structure n'aura pas été interprétée convenablement. Quoi qu'il en soit, dans le cas qui nous occupe, c'est la substance conjonctive du centre de la tumeur et non la coque qui a subi l'ossification. Nous verrons plus loin (obs. VII) l'ossification occuper plutôt les parties périphériques de la tumeur, mais sans être limitée à la membrane. Les cellules calcifiées qui forment les masses épithéliales sont absolument identiques à celles que nous avons décrites dans les observations précédentes. Pour les décrire, il faudrait nous répéter de tout point. Inutile donc d'y insister. Nous devons cependant signaler quelques points où les cellules n'ont pas conservé les caractères propres à celles de l'épithéliome calcifié ; ces cellules ont été envahies à la manière de celles que nous avons décrites dans l'observation d'athérome calcifié. (Voy. plus haut, p. 152.) Elles n'ont pas de noyau et ne forment plus qu'une masse granuleuse dans laquelle le contour des cellules ne peut plus être distingué. C'est là un point de rapprochement entre l'athérome calcifié et l'épithéliome calcifié.

Dans bien des points de la tumeur on rencontre des cellules adipeuses contenues dans les espaces médullaires du tissu osseux. Nous avons vainement cherché des myéloplaxes ou cellules géantes, mais alors même qu'il en eût existé, elles auraient pu être rendues méconnaissables par suite de la dessiccation que la tumeur a subie avant l'examen. Au contraire, l'os vrai et les cellules calcifiées, grâce aux principes minéraux qu'ils contiennent, se conservent dans leur forme sans aucune altération pendant de longues années.

La tumeur qui vient d'être décrite et que nous considérions avant nos recherches comme un ostéome est donc un épithéliome calcifié, à trame en partie conjonctive, en partie osseuse, tout à fait semblable, moins le volume, à la tumeur décrite dans l'observation IV.

Observation VI.

Epithéliome calcifié de la peau du dos. (1re série, pièce n° 11.)

Il s'agit d'une petite tumeur ovoïde arrondie, blanche, grosse comme un petit haricot, dure comme une pierre, enlevée jadis par feu M. le docteur

Herbelin à une dame âgée de 50 ans (1). Elle était sous-cutanée et située sous la peau du dos. De même que la précédente, elle nous avait été remise par le docteur Heurtaux, et nous l'avions classée comme un ostéome sous-cutané du dos. Nous nous croyions d'autant plus sûr de notre diagnostic, que nous en avions examiné sommairement un petit morceau, il y a deux ou trois ans, à l'époque où elle nous fut donnée, et que nous y avions rencontré des ostéoplastes. Nous n'avions pas alors reconnu les cellules épithéliales calcifiées, parce que nous n'avions pas opéré la décalcification par l'acide picrique, qui est essentielle pour bien les voir, la chaux donnant au tissu une réfringence spéciale qui masque les contours des éléments. Lorsque nos études nous eurent conduit à la notion de l'épithéliome calcifié, nous comprîmes la nécessité de revoir, en employant une technique convenable, toutes les tumeurs ossiformes ou calcifiées que nous possédions. C'est ainsi que l'observation présente, ainsi que celle qui précède et plusieurs de celles qui vont suivre, sont venues s'ajouter à celles que nous avions déjà recueillies. Nous avons dessiné la tumeur en grandeur naturelle (pl. III, fig. 2).

Extérieurement, elle ressemble à un os hérissé de rugosités ; sa coupe à l'œil nu est blanche, presque homogène, comme une coupe de la diaphyse d'un os long. Toutefois, en regardant de près et attentivement on peut distinguer deux substances, l'une blanche et lisse comme une tranche d'os nettement scié ; l'autre, poussiéreuse et un peu jaunâtre.

Voici ce que montrent les coupes faites après décalcification : la membrane fibreuse, qui sert de coque à la tumeur, se trouve immédiatement en contact avec l'os auquel par places elle sert pour ainsi dire de périoste. L'os est distribué sous forme de trabécules analogues à celles du tissu spongieux d'un os court dans toute la masse de la tumeur ; partout, il a remplacé le tissu conjonctif, et nous nous trouvons ainsi en présence d'une tumeur dont la trame est osseuse en totalité. Entre les trabécules osseuses se voient de grands amas de cellules épithéliales calcifiées, formant au moins la moitié de la masse totale. On rencontre en outre des portions de tissu qui sont probablement des restes de la moelle de l'os , et enfin des cristaux de graisse en assez grande abondance.

(1) La tumeur avait été conservée sèche par l'opérée qui la remit plus tard à M. le docteur Heurtaux à l'obligeance de qui nous la devons.

Les cellules calcifiées sont identiques à celles des tumeurs précédemment décrites.

Nous sommes donc, avons-nous dit, en présence d'une tumeur dont la trame présente une ossification totale. Si l'ossification était moins générale, cette tumeur serait absolument identique à celle de l'obs. V. Remarquons que le sujet de l'obs. V avait 18 ans, et le sujet de la présente 50 ans. On ne nous a pas dit combien de temps cette tumeur avait mis à se développer. Nous supposons qu'elle a dû mettre un temps considérable, et qu'au moment où elle fut enlevée, elle était complètement arrêtée dans son évolution.

Observation VII.

Kyste à contenu calcifié du sourcil. (1re série, n° 13.)

Cette tumeur est un petit kyste du sourcil à contenu calcifié ; elle nous a été remise par M. Heurtaux, qui l'avait enlevée et croyait, comme nous l'avons cru également jusqu'au jour où nous avons entrepris ces recherches, que c'était un kyste *à contenu crétacé,* comme dit Virchow. Virchow a certainement vu des faits analogues à celui-ci, mais il n'a pas compris la véritable structure de cés tumeurs, faute d'un examen suffisant ou d'une bonne technique. Peut-être aussi est-il tombé sur un simple athérome calcifié (voy. plus haut, p. 152), et a-t-il conclu que tous ces kystes, à contenu ossiforme, étaient de la même nature.

Quoi qu'il en soit, lorsque nous avons voulu vérifier la nature du contenu de ce kyste du sourcil, nous nous sommes trouvé en face d'un nouveau cas d'épithéliome calcifié. La tumeur était située sous la peau du sourcil d'une femme de 44 ans. Vers l'âge de 7 ans, c'est-à-dire 37 ans avant l'opération, cette femme avait fait une chute suivie de l'apparition d'une petite tumeur qui était restée stationnaire et indolente. Trois mois avant l'opération, il se développa dans cette tumeur un peu d'inflammation et il survint un petit abcès. M. Heurtaux enleva la tumeur qui était formée d'une masse pierreuse contenue dans une enveloppe kystique à laquelle elle adhérait assez lâchement, sauf en quelques points. Bien que le kyste occupât le voisinage de l'os, il était complètement mobile et il n'y avait pas trace d'adhérences avec le squelette.

Le traumatisme initial et la longue durée du développement de la tumeur, sont les points les plus intéressants de son histoire clinique.

La tumeur ayant été conservée dans l'alcool et étant en parfait état, malgré son ancienneté, nous avons pu étudier à fond sa structure. Cette étude a été faite en 1879, alors que nous connaissions déjà convenablement la structure de l'épithéliome calcifié.

Après macération suffisante dans l'acide picrique, on a pu aisément obtenir des coupes d'ensemble ou des éléments isolés de la tuméur. Les éléments isolés ont été obtenus en écrasant légèrement un fragment entre deux lames porte-objet. Ce procédé, détestable pour un tissu mou ordinaire, désagrège les cellules épithéliales sans les altérer, grâce à la pétrification qu'elles ont subie. On voit que les cellules varient depuis 10 à 12 μ jusqu'à 15 et 20 μ ; qu'elles ont un noyau peu ou point colorable par le carmin et que ce noyau se détache en clair sur le protoplasma de la cellule. L'incrustation calcaire laisse à la cellule, après l'action de l'acide picrique, un aspect très particulier. On voit dans la cellule des granulations ou des hachures très délicates, tantôt claires, tantôt obscures, suivant la position de l'objectif. Nous avons essayé de rendre cet aspect sur la fig. 3, pl. V. Lorsqu'on examine un groupe de cellules soudées les unes aux autres, on voit tous les noyaux qui se détachent en blanc sur le protoplasma et ces points blancs régulièrement espacés donnent à la préparation un air de mosaïque assez élégant. La trame conjonctive de la tumeur se présente, tantôt sous forme de tissu fibreux très dense et très peu riche en cellules, tantôt sous forme de tissu osseux. Contrairement à ce que nous avons noté dans l'obs. V où l'os occupe les parties centrales de la tumeur, ici, c'est dans les parties périphériques qu'on le rencontre. La coque fibreuse de la tumeur ne paraît nullement ossifiée. Elle se continue sans ligne de démarcation avec le tissu conjonctif souscutané. Les parties de la trame qui sont ossifiées forment de belles travées à ossification bien complète, au milieu desquelles se sont creusés des espaces médullaires ; c'est en un mot de l'os parfait qu'on a sous les yeux. Nous n'avons pas noté dans cette tumeur la présence de cellules géantes, probablement parce que le néoplasme était à peu près arrêté dans son évolution. Il y a quelques capillaires assez volumineux dans le tissu conjonctif de la trame.

Nous ne répéterons pas pour ce fait ce que nous avons dit dans nos autres observations sur les rapports des masses épithéliales et de la trame. Qu'il nous suffise d'ajouter que si nos préparations n'étaient étiquetées avec soin, nous serions incapables de distinguer les unes des autres celles qui ont été faites avec plusieurs de nos spécimens d'épithéliome calcifié.

Observation VIII.

Epithéliome calcifié du cou. (Année 1876, pièce n° 35.)

Le fait auquel a trait cette observation, bien que cité presque en dernier lieu, est un des premiers que nous ayons observés ; mais nous n'avions aucune idée sur sa nature.

En 1875, un étudiant nous remit une tumeur ossiforme grosse comme une noix, nous disant que c'était un ganglion lymphatique ossifié. La pièce trouvée dans une autopsie fut conservée dans notre collection comme une curiosité ; mais sa structure ne fut pas étudiée ; elle subit diverses altérations et fut notamment envahie par des vers qui en détruisirent une partie et la rendirent semblable à une éponge. Or, cette tumeur examinée après décalcification, fournit, malgré les vicissitudes qu'elle avait subies, des préparations absolument probantes montrant que c'était un épithéliome calcifié et remarquablement riche en globes épidermiques. Les cellules épithéliales calcifiées n'avaient subi aucune altération. La substance conjonctive seule avait été détruite en partie.

Observation IX.

Loupe ancienne atteinte d'épithéliome calcifié à la suite de légers traumatismes. (Année 1879, pièce n° 20.)

M. le Dr Heurtaux a envoyé au Laboratoire une tumeur grosse comme une noix, qu'il a enlevée au mois de février 1879. Cette tumeur occupait la partie postérieure de la tête d'une demoiselle âgée de 56 ans.

Le début de la tumeur, sous forme de loupe, remonte à 25 ans au moins. Deux ans environ avant l'opération la malade se donna un coup de peigne, qui produisit une écorchure suivie d'une petite ulcération accompagnée d'un suintement permanent. L'opération ne présenta rien de particulier.

Sur la coupe de la tumeur, on voit qu'elle se compose d'une bouillie graisseuse avec points calcifiés contenue dans une membrane identique à celle de l'athérome vulgaire ; mais en outre on remarque, au milieu de ce magma en dégénérescence, des trabécules blanches, luisantes, d'aspect fibro-cartilagineux, qui font penser à une prolifération des parois de la poche.

On constate que ces trabécules sont du tissu conjonctif assez riche en cellules, et qu'elles prennent naissance sur l'enveloppe conjonctive de la tumeur. Entre les travées du tissu conjonctif se voient les masses épithéliales calcifiées à des degrés très divers ; quelques-unes ne sont pas calcifiées du tout et présentent de l'épiderme tassé de manière à donner lieu à diverses apparences, notamment à celle de globes épidermiques. Parmi les masses calcifiées, les unes le sont totalement, de sorte que le noyau n'est plus colorable par le carmin ; dans d'autres points le noyau est resté parfaitement colorable. Enfin on trouve des amas de graisse analogues à ceux des kystes athéromateux vulgaires. Dans plusieurs des préparations on rencontre des cellules géantes situées en rang ou au milieu des masses épithéliales encore peu calcifiées. Les vaisseaux, assez rares, sont veineux ou capillaires ; nous croyons avoir aperçu une artériole. Ils rampent dans le tissu conjonctif et, bien entendu, ne traversent jamais les masses épithéliales.

Nous relèverons dans ce fait :

1o L'ancienneté de la tumeur sous forme de loupe ;

2o Le début de l'envahissement épithéliomateux, à la suite d'un ou plusieurs légers traumatismes ;

3o La structure mixte entre l'athérome, l'épithéliome lobulé ordinaire et l'épithéliome calcifié.

Observation X.

Epithéliome calcifié à trame osseuse développée dans la peau du dos (1re série, pièce no 17).

Pendant que nous étions occupé à rédiger ce travail, en nous basant sur les neuf observations qui précèdent, nous eûmes occasion de montrer nos préparations et nos dessins

à M. le Dr Laënnec, directeur de l'Ecole de médecine de
Nantes. Ce savant confrère reconnut immédiatement dans
nos coupes la structure d'une tumeur qu'il avait observée lui-
même il y a dix ans. Il voulut bien nous communiquer la
pièce conservée religieusement dans l'alcool, ainsi que l'observation suivante qu'il est très intéressant de transcrire pour
deux raisons : d'abord, parce qu'elle est cliniquement assez
complète, ce qui manque à la plupart de nos autres faits ;
en second lieu, parce que l'exposé de l'examen histologique
montre que M. Laënnec avait bien vu la structure du néoplasme, mais que, n'ayant qu'un seul fait à sa disposition,
il n'avait pas pu arriver à des conclusions aussi catégoriques
et aussi probablement vraies que les nôtres.

La tumeur en question avait été enlevée par M. le Dr Franco,
médecin à Machecoul (Loire-Inférieure). Voici textuellement
l'observation remise par ce chirurgien distingué et reproduite
avec l'examen anatomique par le Dr Laënnec :

« Le malade qui portait cette tumeur est un laboureur des environs
» de Machecoul, âgé de 38 ans, d'une force moyenne, et lymphatique,
» comme la plupart des habitants des marais. Jusqu'en 1848, cet
» homme affirme qu'il n'avait aucune tumeur. A cette époque, il fut piqué
» par une guêpe au niveau de la seconde vertèbre dorsale. Cette bles-
» sure détermina une très violente douleur et devint l'origine d'une
» petite tumeur, sorte de noyau induré roulant sous le doigt, peu sen-
» sible, et qui, depuis ce temps, s'est toujours et lentement développée.

» L'opéré prétend que la consistance de sa tumeur a toujours été très
» grande ; elle lui a toujours, et dès le début, semblé très dure. La
» mobilité a toujours été parfaite, et cela devait être, puisque l'examen
» des limites de la tumeur a démontré qu'elle n'avait d'adhérences
» avec aucun des tissus ambiants et qu'elle était en quelque sorte com-
» plètement isolée du voisinage par un coussinet assez épais de tissu adi-
» peux. Son siège exact était la base du cou, en arrière, au niveau de la
» deuxième vertèbre dorsale, juste sur la ligne médiane, à égale distance
» des angles internes des deux omoplates. Ce qui a décidé le malade à se

» faire opérer, c'est que depuis huit mois la peau qui recouvrait cette
» tumeur s'était ulcérée en plusieurs points ; que ces ulcérations occa-
» sionnaient quelquefois de la douleur, souvent de la gêne, et nécessi-
» taient des précautions ennuyeuses. Les tissus sur lesquels a porté le
» bistouri étaient parfaitement sains ; la réunion a été facile, elle a eu
» lieu par seconde intention. Dans aucun autre point du corps il n'existe
» de tumeur.

» La tumeur enlevée est ovoïde et présente une longueur de huit cen-
» timètres sur une largeur de cinq et une épaisseur de trois. Sa consis-
» tance est très ferme et il est facile de reconnaitre que le centre de ce néo-
» plasme est occupé par un noyau très dur, très volumineux, et dont les
» dimensions sont à peu près moitié moins grandes que celles de la partie
» enlevée. L'opérateur a circonscrit cette tumeur par une incision ellip-
» tique et l'instrument tranchant a porté sur des tissus sains ; la partie
» inférieure, celle qui reposait sur les tissus profonds, est constituée par
» une sorte de fascia très mince recouvert de tissu adipeux ; il est facile
» du reste de voir par l'inspection des limites de cette tumeur que dans
» aucun point elle n'avait de connexion avec les tissus ambiants. Le
» losange de peau qui a été enlevé dans l'opération présente plusieurs
» ulcérations. Essayant de pratiquer une incision sur la partie médiane
» et selon le grand diamètre, le scalpel est assez vite arrêté et met à nu
» une production osseuse, dont la surface est inégale, raboteuse,
» bosselée, et dont la substance très dure ne peut être entamée.
» Pour l'ouvrir, la fendre, j'emploie le ciseau et le marteau, et je
» réussis même ainsi avec assez de peine à la séparer en deux.
» Cette masse interne, ostéoïde, laisse apercevoir sur la coupe médiane
» une telle quantité de graisse épaisse que je doute un instant de son
» organisation ; mais le microscope révèle dans sa structure, non seule-
» ment les éléments de la substance osseuse, ostéoplastes, nombreux et
» très volumineux, mais encore il fait voir que ces éléments sont
» symétriquement agencés autour des canaux de Havers ou disposés en
» trabécules qui circonscrivent des espaces alvéolaires. Cette masse
» interne, présentant tous les caractères du tissu osseux le mieux orga-
» nisé, est donc un *ostéome.* Elle n'est pas régulière et offre à sa super-
» ficie des bosselures nombreuses, plus ou moins volumineuses, qui sont
» reçues dans des diverticulums que l'on rencontre dans le tissu qui

» l'entoure. Ce tissu ambiant est essentiellement constitué par les élé-
» ments du tissu conjonctif, éléments un peu différents suivant les points
» où portent les recherches : ainsi dans certaines parties qui avoisinent
» immédiatement le noyau osseux, le tissu mou, comme gélatineux à
» l'œil nu, ne renferme guère que des noyaux embryonnaires, quelques
» cellules fibro-plastiques et de très rares et très fines trabécules de
» fibrilles conjonctives. Un peu plus loin, les noyaux deviennent de moins
» en moins abondants, les fibrilles s'accusent de plus en plus et peu à
» peu ainsi, en s'éloignant de la masse ossifiée, on rencontre des fais-
» ceaux de fibres conjonctives de plus en plus volumineux et de plus en
» plus serrés ; puis insensiblement l'enveloppe fibreuse se fond avec les
» tissus ambiants et le tissu présente alors tous les caractères de la couche
» conjonctive sous-cutanée avec ses éléments fibreux feutrés dans tous
» les sens et ses très grosses et très abondantes cellules adipeuses.

» L'os central possède des adhérences avec son enveloppe ; ainsi, il
» est facile de s'assurer, quand on cherche à l'énucléer, que de nom-
» breuses trabécules conjonctives pénètrent dans le tissu osseux ; il est
» certain que dans plusieurs points ces trabécules sont plus volumineuses
» et aussi plus tassées, et que dans ces endroits la soudure est plus
» intime. La superficie même de la tumeur enlevée est partout parfaite-
» ment limitée et ne présentait évidemment aucune adhérence, aucun lien
» la reliant d'une manière spéciale soit avec le squelette, soit avec les
» organes voisins : à la partie la plus superficielle, la peau ; dans la pro-
» fondeur, un fascia mince, séparé de la boule osseuse et de son enveloppe
» fibreuse par une couche assez épaisse de tissu adipeux ; sur les côtés
» du tissu adipeux, tels sont les tissus qui se rencontrent sur ses contours.

» Jusqu'à ce point de l'examen, pas de difficultés apparentes, et j'allais
» me croire fondé à admettre que cette tumeur était du genre de celles
» que Virchow a appelées du nom d'*ostéomes discontinus*. Mais, en faisant
» de nouvelles préparations, je rencontrai dans les parties immédiatement
» en contact avec l'os central, c'est-à-dire à la paroi interne du tissu
» fibreux, des cellules épithéliales ; puis, en râclant cette surface interne,
» je m'assurai à plusieurs reprises qu'elle était tapissée par un épithélium
» pavimenteux à larges plaques.

» Le problème était donc plus compliqué qu'il ne le paraissait au
» premier abord, et la présence de cet épithélium en couches continues

» me fait penser que cette tumeur a dû être un kyste dans l'origine. Il
» n'est pas très facile, je l'avoue, de comprendre comment un os a pu
» naître au milieu d'un kyste ; mais quand on songe à toutes les modifi-
» cations que peuvent subir les substances qui remplissent les kystes,
» quand on pense que le contenu des kystes dermiques surtout est sus-
» ceptible de se transformer en une masse caséo-calcaire, on entrevoit
» une cause incessante d'irritation pour les parois qui renferment ce
» contenu plus ou moins épais, plus ou moins résistant ; et quand surtout
» le kyste lui-même est situé dans un point de l'organisme très exposé
» aux chocs du dehors, à des frottements continuels, on admet alors assez
» volontiers que les parois irritées perdent leur épithélium qui laisse à nu
» des parties charnues qui bourgeonnent ; qu'une fois nés, ces bourgeons
» charnus trouvent un champ libre, deviennent le siège d'une prolifé-
» ration très active et arrivent plus ou moins promptement à combler
» l'intérieur des poches closes dans lesquelles ils se sont développés. Or,
» ces bourgeons charnus étant constitués par du tissu conjonctif, leur
» ossification paraît du reste toute naturelle.

» Telle a été dans ma pensée l'évolution de cette tumeur très com-
» plexe et dont l'étude est aussi intéressante qu'elle est difficile : elle a
» été primitivement un kyste qui a grossi peu à peu ; puis, soit que le
» contenu de ce kyste ait acquis, en quelques points, une consistance plus
» solide, et ait usé la membrane épithéliale, soit qu'en l'absence de cette
» condition de métamorphose du contenu, la paroi interne ait subi une
» irrritation venant du dehors, des bourgeons charnus ont poussé sur
» différents points, ont fini par se toucher, adhérer les uns aux autres,
» se souder, se réunir en un seul bloc ; et comme le néoplasme, à une
» certaine période de son développement, a été composé de tissu con-
» jonctif embryonnaire, il a présenté les meilleures conditions pour être
» envahi par l'ossification, soit que l'irritation formative ait résidé dans
» les sels de chaux accumulés dans un contenu kystique athéromateux,
» soit que le tissu en voie de prolifération ait subi tout simplement
» l'influence du voisinage du squelette. Toujours est-il que cette tumeur
» doit être classée dans la famille des tumeurs composées de Virchow,
» masses dissimilaires, productions mixtes dans lesquelles, ainsi que
» l'avait déjà fait remarquer Lobstein, en 1829, plusieurs formes de
» tumeur peuvent se combiner ensemble. »

Nous avons tenu à reproduire cette observation telle qu'elle a été rédigée en décembre 1869, il y a plus de dix ans, et telle qu'elle a été publiée dans le *Journal de Médecine de l'Ouest* ; nous n'avons retranché que quelques passages sans intérêt pour nous. On voit combien M. Laënnec s'est approché de la vérité. Le seul point qui lui ait échappé, point important, il est vrai, c'est la valeur de l'élément épithélial et de ses rapports avec la trame. Il a cru être en présence de bourgeons poussés dans un kyste et n'ayant avec les cellules épithéliales qu'un rapport de voisinage ; il a admis également que les cellules épithéliales étaient le simple contenu d'un kyste et non les cellules actives d'un épithéliome envahies, à un certain moment, par la calcification. Le généreux abandon que M. Laënnec nous a fait de sa tumeur, nous a permis de constater qu'on y trouvait toutes les parties constituantes de l'épithéliome calcifié à trame ossifiée. Cette tumeur, la dixième que nous ayons observée personnellement, vient, comme volume et comme beauté, immédiatement après celle qui est décrite dans l'obs. IV. Nous donnons (pl. III, fig. 4) le dessin de la tumeur et (pl. IV, fig. 2) le dessin d'une des préparations microscopiques de son tissu.

L'analogie de structure de ce néoplasme avec les tumeurs précédemment décrites, nous permettra d'être bref et d'énoncer seulement les points capitaux de notre examen qui a été très complet. Si nous voulions entrer dans les détails de l'examen microscopique, nous serions obligé de répéter exactement ce que nous avons dit en décrivant les tumeurs qui précèdent. La trame est ossifiée en totalité ; les espaces laissés libres entre les travées osseuses sont occupés, soit par des masses épithéliales calcifiées, soit par de la moelle embryonnaire contenant des vaisseaux. De très nombreuses cellules géantes sont contenues dans les préparations ; elles sont en rapport avec les masses épithéliales comme dans toutes nos autres tumeurs. Comme nous le disions plus haut, l'identité de structure est telle qu'on ne saurait distinguer, sans l'aide des étiquettes, les préparations de plusieurs de nos pièces. Ainsi, les préparations de la tumeur qui vient d'être décrite ne sauraient être distinguées de celles de la tumeur n° VI, par exemple.

De ce fait, ajouté aux faits précédents, il résulte que, jusqu'à ce jour, tous les prétendus ostéomes sous-cutanés que nous avons pu étudier par nous-même sont des épithéliomes calcifiés.

Observation XI.

Epithéliome calcifié de la région parotidienne chez un enfant de neuf mois. (Pièce n° 14 de l'année 1879.)

La tumeur, grosse comme une noix, occupait la région parotidienne. La mère de la petite fille raconte qu'il y a sept mois, l'enfant étant âgée de deux mois seulement, fut piquée par une épingle ou une aiguille dans la région parotidienne. On supposa, ce qui est peu probable, qu'un corps étranger (pointe de l'aiguille) devait être resté dans la plaie. Quoi qu'il en soit, une petite tumeur apparut et grossit peu à peu jusqu'au volume qu'elle a actuellement. Elle présente une apparence très curieuse que M. Heurtaux, à qui nous devons cette pièce, compare à l'aspect de l'amygdale enflammée. Fait à noter, on voit un certain nombre de petits points ulcérés remplis par des concrétions blanchâtres calcifiées, ce qui augmente encore la ressemblance, en simulant les cryptes de l'amygdale.

Ces petites concrétions calcaires, une fois arrivées à la surface de la tumeur, se détachaient d'elles-mêmes et les parents de la petite malade les avaient recueillies en assez grand nombre, de même qu'un calculeux recueille les fragments qu'il expulse après la lithotritie. M. Heurtaux diagnostiqua un sarcome. La tumeur fut enlevée sans incident notable, et la petite malade, très forte malgré tout cela, put repartir au bout de quelques jours en bonne voie de guérison.

Examen de la tumeur. — Après avoir fendu la masse morbide, on voit qu'elle contient une assez grande quantité de ces concrétions calcaires, de volume variable, logées dans des petites lacunes creusées dans le tissu de la tumeur. Les grumeaux calcaires arrivent à un volume assez considérable et sont parfaitement visibles à l'œil nu. En les écrasant entre deux lamelles de verre, on obtient une poussière composée de cellules épithéliales calcifiées. Ces cellules ont la plus grande analogie avec celles que nous avons décrites dans les observations précédentes. Quelques-unes sont peut-être un peu plus lamelleuses. Sur des coupes un peu étendues faites à un grossissement d'environ dix diamètres, on observe la disposition suivante : une substance fondamentale, assez homogène, colorée vivement par le carmin, est creusée de loges dans lesquelles se trouvent des masses épithéliales très volumineuses. Ces masses épithéliales contiennent presque toutes, soit sur le bord, soit plus fréquemment au centre de la masse, une partie gris foncé et presque noire sur les coupes épaisses. Ces masses pleines contenues dans des cavités creusées au milieu de la substance conjonctive suffisent pour caractériser un épithéliome ; la présence de parties bien et dûment calcifiées nous permet d'assimiler ce néoplasme à ceux que nous avons étudiés précédemment. Dans quelques points on rencontre des sillons profonds divisant le tissu de la tumeur en grosses papilles. Lorsque nous fîmes, pour la première fois, l'étude de cette production, nos recherches trop sommaires nous conduisirent à une erreur de diagnostic.

Nous croyions avoir affaire à une variété de sarcome et nous pensions que les parties épithéliales constatées sur nos coupes ne dépassaient pas le fond des sillons interpapillaires, et par conséquent n'étaient que des parties calcifiées dans le revêtement de la tumeur. Nous aurions dû d'autant moins commettre cette erreur que nous connaissions déjà assez bien à cette époque l'épithéliome calcifié. Quoi qu'il en soit, le souvenir des grumeaux calcaires nous a engagé à revoir cette pièce, dont nous avons alors reconnu la valeur réelle.

La trame beaucoup plus riche en vaisseaux que dans nos autres tumeurs est formée par un tissu de granulation (*granulome*) différant un peu du tissu sarcomateux vrai. Les masses épithéliales sont composées de cellules assez petites disposées très régulièrement le long de la paroi des cavités qui les renferment et aboutissant, vers le centre de ces cavités le plus souvent, à l'état épidermique ; on y rencontre quelques globes épidermiques calcifiés ou non selon les points. Ailleurs, l'état épidermique n'est pas atteint, mais les cellules sont envabies en masse par la calcification. Dans les sillons qui séparent les uns des autres les lobes papilliformes de la tumeur, on voit que la peau très mince (et ayant à l'œil nu l'aspect d'une muqueuse), présente un grand nombre de culs-de-sac sébacés en voie de formation et des traces d'irritation autour des poils. En résumé, cette tumeur est un exemple remarquable d'épithéliome calcifié chez un enfant de neuf mois.

Observation XII.

Epithéliome calcifié du front.

Ce fait peu important a été recueilli par nous depuis l'achèvement de notre travail et ne figurait pas dans le manuscrit communiqué à la Société de chirurgie. Une domestique âgée de 48 ans portait au front, entre les deux sourcils, une petite tumeur sous-cutanée mobile, grosse comme une tête d'épingle. Cette tumeur occasionnait parfois des douleurs assez peu intenses du reste. A l'aide d'une petite incision nous fîmes passer une sonde cannelée sous la tumeur et nous énucléâmes un produit gros comme la tête d'une épingle, contenant quelques poils et une masse pierreuse. Dans la masse pierreuse examinée au microscope nous avons rencontré les cellules caractéristiques de l'épithéliome calcifié. Le peu de volume du néoplasme ne nous a pas permis de faire de coupes d'ensemble. Cette observation est intéressante en ce qu'elle montre des cellules calcifiées dans une tumeur aussi petite ; cela prouve que la calcification est très précoce dans ce genre de néoplasme. La malade avait été opérée, il y a dix ans, d'une très petite tumeur de l'angle interne de l'œil, laquelle n'a pas récidivé et dont la nature n'a pas été étudiée ; notre tumeur datait de 5 à 6 mois lors de l'ablation. La guérison s'est maintenue jusqu'à la mort de la malade, arrivée en octobre 1881 et occasionnée par des accidents cérébraux de nature indéterminée.

Observation XIII.

Epithéliome calcifié à trame fibreuse de la paupière. (Année 1881, pièce n° 53).

Ce treizième fait clôt la série de ceux que nous avons pu observer par nous-même. Nous le devons à notre ami M. Dianoux, professeur de clinique ophthalmologique à l'Ecole de médecine de Nantes. La tumeur sous-cutanée et très mobile occupait la partie moyenne du sourcil d'un homme âgé de 45 à 50 ans. Le début de la maladie paraît très ancien. La structure histologique de cette tumeur est la suivante : Au milieu d'un stroma connectif à fibrilles assez fines se trouvent des masses de cellules calcifiées disposées à peu près comme dans l'épithéliome tubulé. Ces masses calcifiées sont constituées comme toujours par des cellules épithéliales dont le protoplasma est grisâtre et dont le noyau se détache en clair sur le reste de l'élément. Outre les cellules réunies en masse, on en voit beaucoup parsemées dans le tissu conjonctif de la trame dont elles infiltrent les mailles. Les rapports exacts des cellules avec les fibrilles de la trame ne sauraient être décrits d'une manière bien exacte par la raison que la tumeur très petite, n'ayant que le volume d'une petite noisette, avait subi, avant d'être plongée dans l'alcool, une dessiccation presque complète, ce qui, comme on sait, déforme la plupart des éléments anatomiques. Cette dessiccation accidentelle nous a du reste permis de constater un fait assez intéressant et dont nous devons dire un mot. C'est la présence d'une petite bulle d'air sur ou dans le noyau des cellules calcifiées. Cette constatation a son importance, parce qu'elle nous a suggéré une explication de l'apparence claire du noyau au milieu d'un protoplasma foncé. Si, comme l'aspect des préparations le porte à croire, ce noyau est rempli d'une bulle d'air, il faut donc qu'il soit devenu vésiculeux et que le liquide qu'il contenait, s'évaporant quand la pièce s'est desséchée, ait transformé en une cavité susceptible de se remplir d'air la place qu'il occupe au milieu du protoplasma solidifié par l'incrustation calcaire. Si ces vues sont justes, la calcification du protoplasma entraînerait au bout d'un temps plus ou moins long la transformation vésiculeuse du noyau, et c'est là pourquoi le noyau se détache en clair sur le reste de la cellule (1).

(1) On trouvera sur les planches annexées à ce travail la reproduction de quelques-unes des tumeurs décrites dans ces treize observations. On trouvera également l'aspect de ces tumeurs reproduit dans les magnifiques planches en chromo-lithographie annexées à la thèse de notre ancien élève et ami M. le docteur Chenantais.

CHAPITRE V.

—

ANATOMIE PATHOLOGIQUE DE L'ÉPITHÉLIOME CALCIFIÉ.

Nous avons exposé onze faits d'épithéliome calcifié avec les détails qu'ils comportaient. Nous devons maintenant faire la synthèse des connaissances que nous avons acquises par l'analyse de chaque cas.

Les épithéliomes calcifiés se présentent sous deux aspects différents : tantôt ce sont des productions d'apparence fibreuse ou sarcomateuse, de consistance moyenne, parsemées de grumeaux calcaires jaunâtres, friables, faciles à détacher ; tantôt, et c'est là le cas le plus fréquent, ils acquièrent dans la totalité ou dans une partie de leur masse l'aspect et la consistance de l'os. Ces tumeurs se développent dans les couches profondes de la peau ou dans le tissu connectif sous-cutané. Leur volume varie depuis celui d'un petit pois jusqu'à celui du poing d'un adulte. Elles sont tantôt très dures, absolument semblables à de l'os un peu spongieux, tantôt plus friables ; elles rappellent alors beaucoup par leur aspect, lorsqu'elles sont desséchées, les calculs vésicaux phosphatiques.

Elles sont toujours sous-cutanées et leur point de départ est dans les glandes sébacées, comme nous l'établirons plus

loin. Elles comprennent probablement la plupart des tumeurs
désignées jusqu'à ce jour comme des ostéomes sous-cutanés.
Elles siègent, d'après nos observations, sur la tête, le cou,
les sourcils, les bras, le dos ; mais il est probable qu'on pourrait les rencontrer partout où il y a des glandes sébacées.
Leur structure est très facile à étudier, mais encore faut-il
faire usage d'une technique convenable ; il est notamment
indispensable de les décalcifier, sans quoi le phosphate de chaux
à l'état amorphe qui infiltre tout le tissu ne laisse voir à
l'observateur que des blocs fendillés très réfringents et il est
impossible de distinguer les éléments anatomiques. Pourtant,
dans les tumeurs encore très jeunes qui ne contiennent
aucun point ossifié, comme dans les obs. II, III et XI, on
peut faire des coupes sans décalcification préalable ; mais ces
coupes sont souvent médiocres. Le réactif qui donne les
meilleurs résultats est l'acide picrique où les fragments de
tumeur destinés à l'étude devront macérer pendant une
période d'autant plus longue (1, 2, 3, 4 jours) que la calcification est plus complète. La technique est donc absolument
classique ; c'est celle indiquée par Ranvier pour la plupart
des tumeurs (alcool, acide picrique, gomme et alcool),
24 heures ou plus dans chacun de ces réactifs.

Avant d'étudier l'aspect microscopique des coupes, décrivons l'aspect macroscopique de la surface et de la tranche
de la tumeur.

La surface de la tumeur, jaunâtre si la tumeur est fraîche,
presque blanche si elle est desséchée, présente un grand nombre
de petites bosselures ; mais la forme générale de la masse
est sphérique, ovoïde, ellipsoïde, piriforme selon les cas.
Les tumeurs très grosses ont une forme moins régulière que
les petites. La surface du néoplasme est toujours revêtue
d'une membrane conjonctive parfois très fine qui, le plus
souvent, l'enveloppe en totalité, mais qui, dans certains cas

(obs. IV), n'est pas parfaitement continue et est remplacée
par le tissu conjonctif ambiant. On peut, avec des pinces,
arracher facilement des petits morceaux de cette membrane.
La coupe de la tumeur varie d'aspect suivant que le néoplasme
est jeune ou vieux et suivant que la pièce est fraîche ou
desséchée. La tranche des tumeurs jeunes (obs. II, III, XI)
présente une surface d'apparence fibreuse ou sarcomateuse
parsemée de grumeaux jaunâtres. La coupe des tumeurs un
peu plus avancées présente l'aspect d'une mosaïque de tissu
conjonctif blanc plus ou moins nacré et de portions jaunes
calcifiées ; enfin, les vieilles tumeurs présentent une substance
dont la section est nette et assez luisante (trabécules osseuses)
et une autre substance plus mate remplissant les vides laissés
par la première, de sorte que la coupe a une sorte d'aspect
granité. Certaines de ces tumeurs, lorsqu'elles sont sèches, se
désagrègent plus ou moins et perdent des fragments analogues aux plâtras phosphatiques qu'on rencontre dans certaines
vessies à urines ammoniacales. Les autres (obs. VI) deviennent dures absolument comme de l'os.

Lorsqu'on examine à un faible grossissement une coupe un
peu étendue d'épithéliome calcifié (voy. pl. III; IV, V), on
constate immédiatement la présence de deux tissus entremêlés,
fait révélé déjà par l'examen à l'œil nu.

De ces deux tissus, l'un forme une sorte de trame dont les
mailles sont visibles à l'œil nu ou bien à un faible grossissement ; ce tissu est fortement colorable par le carmin et se
continue avec la membrane de la tumeur également colorée
en rose. L'autre tissu se présente sous forme de masses granuleuses, grisâtres, formant des boyaux irréguliers, identiques
comme disposition générale aux boyaux épithéliaux de l'épithéliome tubulé (voy. Cornil et Ranvier, *Manuel d'hist. path.*,
tome 1, p. 321, fig. 156). Ces masses grisâtres ne prennent
que peu ou point le carmin ; elles sont formées exclusivement

de cellules calcifiées. A côté de ces masses ou même soudées avec elles se voient, surtout dans les tumeurs jeunes, des masses de forme analogue, mais encore colorables et composées de cellules qui n'ont pas encore subi la calcification.

La tumeur comprend donc deux parties différentes par leur nature :

1º La membrane et les cloisons qui en partent ;

2º Les masses épithéliales.

Nous étudierons successivement ces diverses parties.

La membrane varie d'épaisseur suivant les points ; elle atteint en moyenne 180 µ, autrement dit, en chiffres ronds, deux dixièmes de millimètre ; elle est composée de fibres connectives, à peu près parallèles, denses, serrées les unes contre les autres et assez peu riches en éléments cellulaires. Toutefois, il est bon de signaler la présence dans les mailles du tissu conjonctif, qui forme cette membrane, de petites traînées de cellules en voie de prolifération. Ces petits amas de cellules ont une certaine importance au point de vue du développement de la tumeur. La membrane ne présente pas de noyaux osseux, même dans les tumeurs les plus ossifiées. Il y a des lamelles osseuses qui en sont très voisines ; mais la membrane les tapisse comme le périoste tapisse les os. Il n'y a que fort peu de vaisseaux dans la membrane. On n'en voit point sur les coupes ; mais il faut de toute nécessité que la membrane se laisse traverser par quelques vaisseaux, puisque nous en retrouverons dans l'intérieur du néoplasme.

De la membrane partent des tractus, plus ou moins épais, qui vont cloisonner tout le tissu pathologique et qui forment la trame sommairement décrite plus haut et sur laquelle nous devons actuellement insister.

La trame se présente, disons-le tout d'abord, sous deux formes qui peuvent, au premier examen, sembler bien différentes, mais qui, selon nous, représentent seulement deux

stades d'une évolution histologique : nous voulons dire que
la trame est tantôt connective, tantôt ossifiée. Comme il nous
a été donné tout d'abord d'étudier des épithéliomes calcifiés
à trame connective (obs. II et III), la première fois que nous
nous sommes trouvé en présence d'une trame ossifiée (obs.
IV), nous avons éprouvé une certaine surprise ; mais nos recherches sur l'évolution des tumeurs nous avaient appris
depuis longtemps avec quelle facilité les tissus de substance
conjonctive se transforment les uns dans les autres, et nous
savions que ces divers tissus (embryonnaire, muqueux, fibreux,
cartilagineux, osseux), représentent des équivalents histolo-
giques, si l'on peut ainsi parler. Nous avons donc bien vite
compris qu'une trame osseuse ou une trame conjonctive ne
modifiaient en rien la signification du tissu pathologique que
nous avions devant les yeux. En effet, dans un épithéliome,
les cellules épithéliales sont tout, la trame n'est rien, rien
qu'un élément accessoire servant de soutien et représentant
le terrain où l'élément actif, l'épithélium, pourra so multi-
plier.

Revenons à la description de la trame connective dans l'épithéliome calcifié. Les planches III, IV et V peuvent donner
une idée de là disposition générale de cette trame. Les obs.
I et III nous la montrent purement connective ; l'obs. XI nous
la montre conjonctive et même presque embryonnaire ; dans
l'obs. IX, elle est encore conjonctive et dans un état d'évolution assez peu avancée. Dans nos autres cas, elle est osseuse
en partie ou en totalité.

Lorsque la trame est purement connective, elle est constituée par un tissu encore jeune, un peu embryonnaire par
places, riche en cellules rondes ou fusiformes reposant sur
des fibrilles encore peu volumineuses. Dans les tumeurs les
plus jeunes (obs. III et XI), la trame est presque embryonnaire ; elle naît de la membrane par des tractus délicats et ne

tarde pas à se subdiviser en trabécules circonscrivant des cavités qui contiennent soit des amas d'épithélium, soit des cellules géantes, tantôt isolées, tantôt réunies en grand nombre et sur lesquelles nous reviendrons. Il y a des points où la trame est pour ainsi dire infiltrée de cellules épithéliales ; on retrouve dans ces rapports de l'épithélium et de la trame toutes les dispositions qui se rencontrent dans les épithéliomes pavimenteux ordinaires. La trame est toujours munie de quelques vaisseaux capillaires ; mais sauf dans l'obs. XI, ils sont très peu abondants. A mesure que les tumeurs avancent en âge, leur trame devient un tissu de plus en plus dense et arrive à se composer d'un tissu fibreux, à fibres presque parallèles, à lacunes presque nulles, très pauvre en éléments cellulaires. Il y a même des points dans lesquels la substance conjonctive devient absolument homogène ; c'est presque du tissu fibreux hyalin. On n'y voit plus que de très rares cellules fusiformes qui, dans certaines tumeurs (obs. IV), sont affectées d'une dégénérescence granulo-graisseuse, très marquée.

Toutes les fois que la substance conjonctive de la tumeur se condense ainsi, on voit apparaître l'os vrai. Cet os se substitue aux travées connectives, probablement comme le tissu des os plats du crâne se substitue à la membrane fibreuse dans laquelle il se développe. Nous aurions voulu profiter de cette occasion pour bien étudier le passage du tissu conjonctif à l'état osseux ; mais cette étude est extrêmement difficile, et nous n'avons rien noté qui vaille la peine d'être rapporté ici. Presque partout l'os semble séparé du tissu conjonctif proprement dit par un tissu un peu plus embryonnaire, ce qui serait favorable à la théorie de Müller, reprise par M. Ranvier, sur le développement du tissu osseux.

Quoi qu'il en soit, les lamelles osseuses, formant la trame de certaines de nos tumeurs, atteignent des dimensions considérables. Sur la tumeur qui fait le sujet de l'obs. X, nous en avons recueilli une présentant plusieurs millimètres de diamètre dans tous les sens ; nous avons pu l'user sur la pierre et la préparer comme de l'os sec. On voit que cette lamelle est traversée par des canaux de Havers, contenant de la moelle osseuse, et qu'elle est très riche en ostéoplastes, munis de nombreux canalicules osseux et pourvus chacun de leur cellule. Cette lamelle représente l'os absolument adulte et pourrait servir à démontrer la structure du tissu osseux. La partie centrale de la plupart de nos tumeurs (obs. IV, V, VI, X) et la partie périphérique de la tumeur décrite dans l'obs. VII présentent une ossification presque complète de la trame. Cette ossification nous paraît due à l'ancienneté de la tumeur et peut-être aussi un peu à l'âge du malade ; mais ce dernier élément est en tout cas bien accessoire, car la tumeur n° IV, prise chez une jeune fille d'une vingtaine d'années, et la tumeur n° V, prise chez un jeune homme de 18 ans, contenaient toutes les deux une notable proportion d'os.

Dans tous les points où les lamelles osseuses sont bien développées, on rencontre en contact avec elles, non pas sur toute leur surface libre, mais sur une partie seulement de cette surface, de la moelle osseuse, constituée soit par du tissu adipeux, soit par des cellules rondes (médullocelles de Robin) ou fusiformes, soutenues par une trame fibroïde très légère. Dans cette moelle rampent des capillaires très larges, mais médiocrement nombreux. La présence de cette moelle n'a rien de surprenant ; toute tumeur contenant du tissu osseux bien développé doit forcément contenir de la moelle en quantité plus ou moins considérable.

Immédiatement appliquées sur la surface de l'os, on trouve dans certaines coupes des cellules légèrement aplaties qui tapissent les travées et qui sont destinées, pendant l'accroissement de ces travées, à être englobées dans le tissu osseux pour en former les cellules. Ces éléments que nous avons vus plusieurs fois dans des productions osseuses pathologiques, notamment dans un ostéome du 5e métacarpien, sont les analogues des ostéoblastes de Gegenbauer, cellules dont cet anatomiste a montré le rôle dans le développement des os plats de la tête.

Dans d'autres points des travées osseuses, on trouve, chose assez surprenante, que le tissu osseux est en contact direct avec les masses épithéliales calcifiées ; l'épithélium est implanté directement sur l'os qui s'est substitué au tissu conjonctif de la manière la plus complète. Cette disposition très remarquable que nous n'avions jamais vue dans aucune tumeur est constante dans tous nos épithéliomes calcifiés dont la trame contient de l'os. Il y a même des points, comme dans notre tumeur n° IV, où des boyaux d'épithélium traversent un manchon osseux, plus ou moins long. Nous pensions que ce rapport de l'épithélium avec l'os n'avait jamais été signalé ; mais notre obs. X montre que le fait avait été vu déjà. Nous dirons également dans notre petit résumé de l'historique de la question que Martin Wilckens avait déjà signalé le même fait il y a 22 ans. En résumé, substitution de l'os à la totalité ou à une partie de la trame fibreuse, apparition d'une trame constituée par du tissu osseux complet, voilà le fait le plus intéressant que nous ayons vu dans la substance conjonctive des tumeurs que nous étudions.

Passons maintenant à l'épithélium. Nous connaissons déjà la conformation générale des masses épithéliales de l'épithéliome calcifié (voy. pl. III, IV, V) ; ces masses sont formées par des cellules polyédriques, de forme assez variable, souvent aplaties et fortement soudées les unes aux autres. On peut néanmoins, après la décalcification des fragments que l'on veut étudier, obtenir une bonne dissociation de ces cellules, en écrasant les préparations entre deux lames de verre.

Vu leur pétrification, les cellules résistent à cette manœuvre brutale et se trouvent en certains points parfaitement dissociées. On peut donc les étudier tout à loisir. On rencontre, selon l'âge des tumeurs que l'on examine, des différences très notables dans l'état de ces éléments cellulaires : c'est ainsi que dans la tumeur n° III, précieuse à cause du jeune âge de la tumeur et du sujet qui la portait (enfant de 16 mois), nous trouvons des cellules qui n'ont pas subi la moindre calcification, d'autres qui sont calcifiées en totalité, d'autres qui le sont en partie, et enfin, nous rencontrons une grande quantité de cellules épithéliales en voie de développement.

Les cellules calcifiées, élément caractéristique du néoplasme que nous étudions, ont des dimensions moyennes de 15 à 20 ᵱ, avec un noyau de 8 à 10 ᵱ. Sauf de rares exceptions, ce noyau est toujours apparent. La forme générale de la cellule est assez variable (voy. fig. 3, pl. V), le noyau est rond, assez régulier. Le protoplasma des cellules calcifiées ne prend jamais le carmin ; il est teinté en gris par un grand nombre de granulations ou de hachures très fines et assez élégantes, disposées dans toute la masse protoplasmique. Le noyau est toujours moins chargé de sels calcaires que le protoplasma ; aussi se détache-t-il en clair sur le fond plus obscur de la cellule, ce qui donne à l'épithélium calcifié un aspect particulier, très frappant et très facile à reconnaître. Dans certains points où la calcification n'est pas complète, le noyau se colore plus ou moins vivement par le carmin, tandis que le protoplasma reste gris ou prend seulement un peu la couleur jaune de l'acide picrique. Cela prouve péremptoirement que le protoplasma est atteint par la calciose avant le noyau et que ce dernier reste l'*ultimum moriens* de la cellule ; mais le noyau, renfermé dès lors dans une sorte de prison calcaire, ne peut vivre bien longtemps ; il se nécrobiose bientôt et alors ne se colore plus par le carmin. Sur certaines préparations, on peut suivre très facilement cet envahissement calcaire. Les cellules calcifiées sont la plupart du temps soudées ensemble et présentent parfois une disposition très régulière. Les cylindres ou boyaux pleins, constitués par l'accolement de ces cellules, sont très volumineux, et on peut dire qu'en général ils forment la masse principale du néoplasme ; pourtant, dans les tumeurs très vieilles (obs. VI et X), le volume de la trame osseuse égale à peu près le volume des masses calcifiées. Souvent dans ces masses calcifiées on rencontre des globes épidermiques, calcifiés ou non, parfaitement reconnaissables. Le long des masses calcifiées nous avons rencontré, dans les tumeurs II, III, IV et X, des cellules géantes, de forme et de dimensions variables, contenant de nombreux noyaux en contact immédiat avec l'épithélium ; elles se rencontrent aussi bien dans les tumeurs à trame ossifiée que dans celles à trame fibreuse ; mais elles sont en plus grand nombre dans ces dernières. Nous en reparlerons en étudiant le développement de l'épithéliome calcifié.

Nous avons dit plus haut que les cellules épithéliales n'étaient pas calcifiées dans toute l'étendue des tumeurs encore jeunes. On peut même (fait n° III) rencontrer des lobules complets d'épithéliome qui n'ont pas encore été atteints par la calcification ; ces lobules tendent vers l'état épidermique, contiennent des globes formés par les cellules plates emboîtées, représentent en un mot l'aspect type d'un lobule d'épithéliome pavimenteux vulgaire. Certaines de ces cellules épidermiques contiennent de grosses granulations, fortement colorables par le carmin, n'ayant ni le caractère de noyaux, ni celui de nucléoles. Nous avons cru devoir considérer ces granulations comme répondant à ce que M. Ranvier appelle l'éléidine, substance à laquelle il fait jouer un certain rôle dans la transformation épidermique des cellules. Enfin, dans

la même tumeur, on rencontre des éléments cellulaires, à
l'état vésiculeux, ayant une grande analogie avec les cellules normales des glandes sébacées, occupant le centre de
la glande. Ces cellules montrent que la tumeur s'est bien
développée dans une glande sébacée, comme du reste nous
l'établirons plus loin. Le mélange de lobules d'épithéliome
pavimenteux vulgaire aux masses calcifiées (obs. III) serait
à lui seul un argument péremptoire pour classer la tumeur
parmi les épithéliomes, si le moindre doute pouvait subsister
à cet égard.

Les masses épithéliales sont en contact soit avec le tissu
conjonctif, soit avec le tissu osseux ou la moelle qui remplit les
espaces médullaires ; comme nous l'avons indiqué plus haut,
nous ne voulons pas y revenir. Signalons toutefois, en contact
avec les cellules épithéliales calcifiées types constituées comme
nous les avons décrites plus haut, des amas de cristaux de
cholestérine (obs. IV), des masses de graisse cristallisée ou
en gouttelettes et aussi des cellules que la calcification n'a
atteintes que lorsqu'elles ont été arrivées à l'état épidermique.
Ces cellules sont absolument identiques à celles qu'on trouve
dans l'athérome calcifié simple (voy. plus haut, p. 20 et suiv.).
Ces cellules, dépourvues de noyau, sont accolées de manière
à former des masses amorphes granuleuses. Elles sont toujours
en quantité assez faible dans les épithéliomes calcifiés primi-
tifs ; mais elles peuvent former une grande partie du néoplasme dans les épithéliomes calcifiés secondaires, c'est-à-dire
développés au sein d'une loupe, comme dans notre obs. IX.
La présence de ces cellules rappelle les rapports qui existent
entre l'épithéliome et l'athérome des glandes sébacées, et elle
donnerait à penser que les épithéliomes calcifiés les plus pri-
mitifs en apparence peuvent bien résulter de la dégénérescence
épithéliomateuse d'un athérome encore peu avancé dans son
évolution et dont la présence a passé inaperçue. Les vaisseaux

de l'épithéliome calcifié sont assez rares et présentent la simple structure des capillaires, c'est-à-dire que leur paroi se compose uniquement de cellules plates qui, vues de champ sur les coupes, paraissent fusiformes. On rencontre dans certains cas des vaisseaux plus développés (obs. XI) ayant la structure de veinules. Nous n'avons pas vu d'artères bien développées, et s'il en existe, elles doivent être peu nombreuses. Dans les tumeurs dont la trame n'est pas ossifiée (obs. II et III), ces vaisseaux rampent au milieu du tissu conjonctif. Dans les tumeurs à trame ossifiée, ils se rencontrent dans les canaux de Havers et dans les espaces médullaires.

Rapports de l'épithéliome calcifié avec les tissus voisins.

Les rapports de l'épithéliome calcifié avec les tissus voisins sont les suivants : la tumeur toujours sous-cutanée et toujours indépendante du squelette est tantôt revêtue d'une couche de tissu adipeux, tantôt d'une véritable membrane kystique indépendante de la membrane propre ; tantôt enfin elle se continue avec le tissu conjonctif voisin sans ligne de démarcation bien nette. Dans les cas de tumeur très envahissante (obs. IV), on trouve des petites colonies de cellules calcifiées logées dans les mailles du tissu conjonctif voisin du néoplasme. La peau est souvent amincie, elle peut être vascularisée, enflammée et même ulcérée au-dessus de la tumeur. Mais c'est là l'effet d'une action purement mécanique, la masse calcifiée jouant le rôle d'un corps étranger dont la pression use la peau. Dans d'autres cas, la peau qui recouvre l'épithéliome calcifié est absolument saine. Cela se voit surtout quand la tumeur est très petite.

Lorsque la tumeur est enveloppée d'un kyste (kystes à contenu crétacé des auteurs), il est très probable que ce kyste est de formation secondaire. Nous avons pu bien étudier cette formation kystique dans l'obs. VII (épithéliome calcifié du sourcil). Le développement de cette cavité kystique est dû très probablement à un processus analogue à celui qui préside à la formation des bourses séreuses accidentelles : voilà en effet une petite tumeur ronde, dure comme une bille, qui roule incessamment entre l'os frontal et la peau si mobile du sourcil. Il est à peu près fatal qu'avec les années il se développera autour d'elle une sorte de bourse séreuse. En un mot, le développement de cette poche kystique paraît en rapport avec la mobilité de la tumeur. Nous avons décrit plus haut une poche semblable autour d'un simple athérome calcifié du scrotum. En tout cas, il faut bien se garder de croire que cette poche kystique fait partie d'un kyste athéromateux primitif; ce serait une erreur complète, car il y a *toujours,* aussi bien pour l'athérome calcifié que pour l'épithéliome calcifié, il y a toujours une membrane qui entoure la masse calcifiée, lui adhère intimement et est séparée de la poche kystique extérieure par la cavité du kyste. Cette cavité du kyste est donc faite comme une véritable petite séreuse, puisqu'il y a un feuillet qui tapisse la tumeur à la manière d'un feuillet viscéral et un autre qui se comporte comme un feuillet pariétal. Dans l'obs. VII, le feuillet pariétal était relié au feuillet viscéral par quelques minces tractus que nous avons comparés à ceux qui, dans les gaînes tendineuses de la paume de la main, relient les tendons aux parois de la gaîne. On comprend très bien que de pareils tractus puissent se rompre et que l'épithéliome calcifié privé de circulation s'arrête dans son développement et reste là, comme une pierre complètement libre au milieu d'un kyste. Souvent ces kystes s'enflamment et suppurent. Aussi, les anciens croyaient-ils, en présence de cas semblables, qu'ils avaient sous les yeux des pierres développées dans des abcès par épaississement du pus ou par tout autre mécanisme.

Tels sont les rapports de l'épithéliome calcifié avec les tissus voisins ; ce néoplasme ne paraît entraîner aucune lésion à distance ; dans aucun de nos faits nous n'avons vu l'engorgement ganglionnaire signalé, et il serait oiseux de discuter sans s'appuyer sur aucun fait précis, pour savoir si la généralisation est possible ou si elle ne l'est pas.

ANALYSE CHIMIQUE. — Notre collègue, M. Andouard, professeur de chimie à l'Ecole de médecine de Nantes, a bien voulu se charger d'analyser la tumeur n° IV qui, étant presque grosse comme le poing, contenait assez de matière pour permettre les opérations convenables. Nous avons prié également M. Andouard, dont la complaisance est inépuisable, de doser le phosphate de chaux dans le contenu d'un gros kyste sébacé vulgaire de la cuisse. Nous transcrivons textuellement la note remise par M. Andouard.

« *Kyste sébacé de la cuisse :* Phosphate de chaux 0,166 °/o. »

« *Epithéliome calcifié :* L'analyse a porté sur une tumeur » restée longtemps en contact avec l'alcool. La substance qui » forme cette tumeur est blanchâtre et très légère après des- » siccation. Elle crie sous le couteau et lui résiste inégale- » ment en ses diverses parties, ce qui annonce un défaut » d'homogénéité confirmé par l'analyse. Effectivement, le » dosage des éléments minéraux effectué sur quatre points » différents a donné les résultats suivants :

» 11,843 °/o, 12,576 °/o, 12,982 °/o, 13,235 °/o.

» Voici la composition centésimale de cette tumeur supposée sèche :

Tissus, principes organiques insolubles dans l'eau.........	81,018
Albumine, principes organiques solubles dans l'eau........	0,984
Matière grasse neutre...............................	4,440

A reporter.......... 86.442

		Report.........	86.442
Sels solubles dans l'eau ..	Chlorure alcalin.............		0,936
	Sulfate alcalin.............		0,302
	Carbonate alcalin...⎫ Phosphate alcalin...⎭		0,365
Sels insolubles dans l'eau.	Phosphate de chaux.........		9,276
	Carbonate de chaux		2,114
	Oxyde de fer, etc...........		0,565
	Total..............		100,000

On voit qu'en résumé la substance de l'épithéliome calcifié à trame partiellement ossifiée comprend plus de 11 °/₀ de sels calcaires, phosphate et carbonate de chaux, tandis que l'athérome simple n'en contient qu'une quantité insignifiante.

DIAGNOSTIC ANATOMIQUE.

Nous terminerons ce chapitre par l'étude du diagnostic anatomique de l'épithéliome calcifié. Ce diagnostic est très facile. La plupart des tumeurs ayant l'aspect extérieur des loupes et contenant des grumeaux calcaires, logés dans des petites cavités, la plupart des tumeurs calcifiées ou ossiformes de la peau et du tissu conjonctif sous-cutané, la plupart des kystes sous-cutanés à contenu calcifié sont ou bien des athéromes calcifiés ou bien des épithéliomes calcifiés. En effet, on a vu que cinq ou six de nos tumeurs considérées comme des ostéomes sont devenues des épithéliomes calcifiés lorsqu'on les a étudiées en usant d'une technique convenable. Le diagnostic de l'épithéliome calcifié est basé sur la présence d'une trame conjonctive ou osseuse, colorable par le carmin, et contenant des amas de cellules formant des masses grisâtres disposées comme les portions épithéliales d'un épithéliome lobulé ou tubulé. On peut, la plupart du temps, apercevoir à

l'œil nu la différence entre les deux substances, et si l'on
emploie un faible grossissement, l'aspect général des coupes
est tellement caractéristique qu'on ne saurait s'y tromper.
Nous dirons plus : avec quelques cellules épithéliales calcifiées
provenant d'un de ces grumeaux que nous avons décrits, si
l'on voit que ces cellules pleines de granulations calcaires
sont polyédriques ou aplaties et renferment un noyau assez
gros se détachant en clair sur le protoplasma, on est déjà à
peu près sûr de son diagnostic. C'est que l'aspect de ces cellules varie à peine ; nous l'avons trouvé pour ainsi dire
identique dans les onze cas que nous avons pu examiner, et
cet aspect est si caractérisque de l'épithéliome calcifié que
nous ne l'avons jamais rencontré ailleurs, malgré des recherches quotidiennes sur un grand nombre de tumeurs de toute
nature.

Pour distinguer l'*athérome calcifié* de l'épithéliome calcifié,
il suffira d'examiner des coupes faites après décalcification
dans l'acide picrique. S'il s'agit d'un simple athérome calcifié,
on pourra immédiatement constater qu'aucun tractus conjonctif ne pénètre dans le sein de la tumeur, que ses cellules
n'ont plus de noyau et forment une masse presque amorphe
et irrégulièrement fendillée. Ajoutons que nous ne connaissons d'athéromes calcifiés que ceux du scrotum, ce qui n'est
d'ailleurs pas une raison pour qu'il soit impossible d'en rencontrer ailleurs.

Le diagnostic anatomique de l'épithéliome calcifié est donc
très facile ; c'est peut-être de toutes les tumeurs que nous
connaissons celle qui, dans les cas ordinaires, sera le plus
facilement reconnue par la simple inspection d'une coupe vue
à un faible grossissement. Existe-t-il d'ailleurs, en dehors de
certaines plaques osseuses signalées sur le bord de vieux
ulcères (?) par Virchow dans son *Traité des tumeurs,* existe-
t-il de véritables ostéomes de la peau ? La chose n'est pas

impossible puisqu'on a bien vu du tissu osseux dans les muscles et même dans le tissu fibreux des corps caverneux de la verge (1) ; mais sans vouloir rien affirmer d'une manière trop absolue, nous pensons que lorsqu'on aura défalqué tous les cas d'épithéliome calcifié enregistrés comme *ostéomes* de la peau, il restera bien peu de faits à l'actif de ces derniers.

---

(1) Rey. *Bull. soc. anat. de Paris*, 1872. — Nous avons eu occasion de faire jadis des préparations sur cet os de la verge recueilli par M. Rey, notre collègue d'internat, dans le service de Desormeaux. Nous en conservons encore une préparation qui démontre qu'il s'agit bien d'une ossification véritable du tissu fibreux du corps caverneux.

CHAPITRE VI.

—

DÉVELOPPEMENT DE L'ÉPITHÉLIOME CALCIFIÉ.

Lorsqu'il est possible d'étudier le développement d'une tumeur, cette étude a presque autant d'importance que celle de la structure même du néoplasme ; elle permet d'asseoir sur une base solide l'opinion que l'on se fait de sa nature et de sa provenance. On nous pardonnera donc de donner quelque longueur à ce chapitre.

Le premier point dont nous devions nous enquérir, c'est du siège précis de l'épithéliome calcifié ; dans quel organe et aux dépens de quel tissu se développe-t-il ? Peut-il se développer dans divers organes, ou bien naît-il toujours dans des conditions identiques ?

Nous n'avons jamais douté, pour notre compte, que l'épithéliome calcifié se développât dans les glandes sébacées ; mais nous avons pu acquérir une certitude complète à ce sujet en examinant la pièce n° III. Nous y avons rencontré des points présentant les altérations de l'athérome ordinaire ou même un peu de l'athérome calcifié et nous avons en outre constaté dans les points non calcifiés, la présence d'éléments cellulaires rappelant les cellules des glandes sébacées normales lorsqu'elles sont parvenues à l'état vésiculeux ; quelques-unes contenaient une assez grosse goutte de graisse.

Dans la pièce n° IV, nous avons trouvé en contact avec les cellules calcifiées des cristaux de cholestérine et des amas cellulaires semblables à ceux de l'athérome. Or, personne ne conteste le développement de l'athérome aux dépens des glandes sébacées. Enfin, et c'est peut être là le fait le plus démonstratif, nous avons vu dans l'obs. IX l'épithéliome calcifié se développer au milieu d'un kyste athéromateux très ancien. Il n'y a donc aucun doute possible, l'épithéliome calcifié, comme du reste la majeure partie des épithéliomes cutanés, se développe dans les glandes sébacées.

Ceci posé, l'épithéliome calcifié se développe-t-il toujours dans une glande sébacée déjà atteinte de kyste athéromateux comme dans le fait de l'obs. IX, ou bien se développe-t-il immédiatement sous forme épithéliomateuse dans une glande sébacée saine ; en un mot, est-il toujours secondaire, ou bien est-il quelquefois primitif ? Nous pensons, sans pouvoir le démontrer péremptoirement, qu'il est souvent primitif. Nous nous basons pour cela sur l'obs. III, dans laquelle nous voyons une tumeur dont le début apparent ne remonte qu'à deux mois, tumeur occupant le lobule de l'oreille d'un tout jeune enfant, présenter déjà les lésions parfaitement caractéristiques de l'épithéliome calcifié, et présenter ces lésions dans toute son étendue. L'obs. XI est peut-être encore plus probante à ce sujet. De ces faits nous tirons la conclusion que si l'épithéliome calcifié n'est pas primitif dans toute la force du terme, il constitue tout au moins une dégénérescence extrêmement précoce des kystes sébacés. Le petit volume de quelques-unes de nos tumeurs est également favorable à l'opinion que nous venons d'émettre.

Le développement secondaire, lui, est indiscutable. La dégénérescence peut se produire à la suite de traumatismes légers comme dans l'obs. IX, où un coup de peigne paraît avoir été la cause de la transformation.

On peut se faire une idée probablement exacte de l'apparition de l'épithéliome calcifié en examinant les préparations de la tumeur nº III : on constate d'abord l'augmentation de la couche la plus externe des cellules qui tapissent la membrane glandulaire. Ces cellules, analogues à celles du réseau de Malpighi, au lieu de former une ou deux assises superposées, en forment un grand nombre, et ces éléments nouveaux, au lieu de continuer leur évolution normale qui les transformerait en vésicules pleines de graisse, deviennent soit des globes épidermiques, soit des cellules calcifiées.

Sauf l'arrêt de développement qu'entraîne la calcification, nous avons là une reproduction exacte de ce qui se passe dans tous les épithéliomes.

Pendant que les cellules se comportent comme il vient d'être dit, la membrane glandulaire bourgeonne et envoie des colonnettes de tissu conjonctif qui divisent en lobules les diverses parties de la glande ; nous avons vu plus haut que dans certains kystes athéromateux la membrane envoyait des rudiments de papilles au milieu des cellules épithéliales. Cette disposition est une ébauche du bourgeonnement qui se produit quand la glande devient épithéliomateuse.

Pour embrouiller le moins possible notre description, nous suivrons séparément l'évolution de la partie épithéliale et de la partie conjonctive de l'épithéliome calcifié.

L'accroissement des masses épithéliales se fait soit au dedans de la tumeur, accroissement analogue à celui de toutes les tumeurs enkystées, soit au dehors du néoplasme (envahissement) ; cet accroissement extérieur peut être presque nul.

A. Développement des masses épithéliales au dedans de la tumeur. — Nous avons pu suivre le développement des masses cellulaires calcifiées dans trois parties différentes du néoplasme :

1° Autour ou au milieu des masses calcifiées préexistantes ;

2° Dans la moelle osseuse (cas où la trame est ossifiée) ;

3° Au milieu des travées connectives formant la trame de la tumeur (quand la trame est fibreuse). Dans tous ces points, le mode de formation des cellules semble le même ; il paraît se faire aux dépens des cellules géantes.

On se souvient que nous avons trouvé des cellules géantes dans toutes celles de nos tumeurs qui n'étaient pas desséchées au moment de l'examen et dont, en conséquence, les parties molles pouvaient être examinées avec fruit. Nous sommes en droit d'en conclure à la constance de ces éléments dans l'épithéliome calcifié. En apercevant ces grandes masses protoplasmiques à noyaux multiples, nous avons pensé immédiatement à l'influence qu'on leur attribue sur la formation des vaisseaux ; mais il était bien surprenant de trouver tant d'éléments vaso-formatifs dans un tissu si peu vasculaire. Nous avons alors multiplié nos recherches, et, en examinant un très grand nombre de coupes, nous avons eu la chance de tomber sur des points très probants. Dans la fig. 1, pl. V, nous essayons de rendre quelques-uns des aspects observés ; on voit des cellules géantes à moitié transformées en cellules épithéliales, et, fait notable, la calcification s'en empare immédiatement. Jamais dans les épithéliomes ordinaires nous n'avons constaté la présence de cellules géantes, ni observé un pareil processus (1).

Il est très facile de s'expliquer comment la masse protoplasmique à noyaux multiples arrive à former une masse épithéliale : elle se segmente autour de chaque noyau, de manière que quand la segmentation est terminée, chaque noyau

---

(1) Depuis la rédaction de ce mémoire nous avons pu, notre attention étant éveillée sur ce point, constater deux fois l'existence de cellules géantes dans l'épithéliome lobulé ordinaire.

est devenu le centre d'une masse protoplasmique et forme
par conséquent une cellule complète.

On se rappelle que M. Robin indique comme habituel ce
mode de genèse de l'épithélium par segmentation d'une masse
protoplasmique ou sarcodique, comme il dit, parsemée de
noyaux. Nous avions toujours douté de la réalité de cette
théorie. Après l'observation que nous venons de rapporter, il
nous a bien fallu l'admettre comme vraie au moins dans certains cas.

Les cellules épithéliales calcifiées se développent-elles
autrement que par les cellules géantes ?

On peut affirmer que oui, dans certains points ; ainsi nous
avons vu parfaitement dans les tumeurs encore jeunes des
cellules calcifiées résulter de l'envahissement par le phosphate de chaux de groupes de cellules bien développées d'a-
vance. Quant au mode d'apparition des cellules épithéliales
non calcifiées, nous n'avons rien vu qui pût nous éclairer
sur ce sujet, et l'on sait que la multiplication des cellules
épithéliales est un phénomène encore fort entouré de mystère.

Avant de quitter ce qui a trait aux cellules géantes, que
devons nous conclure de leur présence dans nos tumeurs et
du rôle qu'elles y jouent, tandis que dans d'autres néoplasmes
elles paraissent jouer un rôle bien différent ?

C'est que la forme cellule géante, ou masse protoplasmique à noyaux multiples, peut être revêtue par des éléments ayant une nature et une destinée bien différentes ;
cette forme histologique est seulement l'indice d'une grande
rapidité dans la segmentation des noyaux qui se multiplient
rapidement, tandis que la segmentation du protoplasme est
au contraire retardée : ce retard dépend peut-être des conditions accidentelles dans lesquelles se trouve la cellule, et
c'est sans doute pour cela que les cellules géantes, si fré-
quentes et si grandes dans les tissus pathologiques, sont plus

petites et assez rares dans les tissus normaux. Enfin, il est probable que souvent (en particulier dans le tubercule) on a confondu avec des éléments anatomiques le contenu coagulé soit des vaisseaux, soit de tout autre conduit existant dans l'organe malade. Nous inclinerions donc à croire que les cellules géantes, malgré leur analogie d'aspect, sont en réalité des éléments de nature très variable (1).

B. — L'accroissement des masses épithéliales en dehors de la tumeur, ou l'envahissement, présente un intérêt très vif. En effet, il est absolument semblable en petit à l'envahissement des autres tumeurs de nature épithéliale (épithéliomes lobulés, tubulés, carcinomes). On voit bien cet envahissement en examinant, dans les tumeurs en voie d'évolution, des coupes minces de la membrane et du tissu con-

(1) Il serait trop long de faire ici l'historique complet des cellules géantes ; on trouvera cet historique parfaitement bien fait dans un travail de Malassez et de Monod, publié dans les *Archives de physiologie* (année 1878, p. 375) et aussi dans la thèse d'Hippolyte Martin, sur le tubercule. (Paris, Oct. Doin, 1879, p. 29 et suiv.) Nous dirons seulement que les cellules géantes et les myéloplaxes ont été trouvées dans divers sarcomes et notamment dans les épulis auxquelles, pour ce fait, on a donné le nom de tumeurs à myéloplaxes ; dans une ulcération de l'intestin, dans presque toutes les affections inflammatoires des os, dans le lupus, etc. C'est surtout dans le tubercule qu'on les a étudiées depuis quelques années ; on les a vues dans les vaisseaux (Cornil et Ranvier et tous les observateurs qui ont regardé des préparations de tubercules pulmonaires), dans les canaux séminifères du testicule où elles ont été observées par Lubimow, par Malassez et par nous. Avec le professeur Charcot, nous admettons une grande différence entre les myéloplaxes des os et des sarcomes et les cellules géantes du tubercule ; mais en outre, nous devons ajouter que les myéloplaxes des tumeurs doivent avoir des fonctions et une destinée variable selon la nature de la tumeur à laquelle elles appartiennent. Ce sont d'immenses cellules embryonnaires dont l'évolution variera selon les conditions du milieu où elles seront plongées.

jonctif voisin. En employant des grossissements convenables, on reconnaît la présence de traînées de cellules à gros noyaux qui remplissent les espaces lymphatiques du tissu conjonctif. Ces traînées ont le même aspect que les traînées de cellules analogues que l'on observe en étudiant les points périphériques des carcinomes de la mamelle.

Ce mode de développement pourrait être encore mis en ligne de compte pour soutenir notre opinion sur l'épithéliome calcifié, s'il pouvait rester un doute sur la nature de cette espèce de tumeur.

Il y a seulement une différence fondamentale entre l'épithéliome calcifié et les autres épithéliomes ; cette différence tient à la nature, disons le mot, à la spécificité des cellules. En effet, si nous poursuivons nos recherches pour savoir ce que deviennent ces traînées d'envahissement, nous voyons que les cellules qui les constituent arrivent très rapidement à se calcifier soit en conservant la forme de traînées cellulaires, soit en prenant celle de globes épidermiques calcifiés. Cette tendance des cellules à une calcification d'autant plus précoce que la tumeur est plus adulte donne probablement la clef de la bénignité de la maladie. Les observations que nous avons faites sur les zones d'envahissement de l'épithéliome calcifié ont peut-être une portée assez grande, et leur importance dépasse celle de notre sujet, si elles démontrent, comme nous le pensons, que la nature d'une tumeur, sa bénignité ou sa malignité dépendent de la nature des cellules qui la constituent, bien plus encore que des rapports de ces cellules avec les tissus voisins. On a dit, et nous parlons d'anatomo-pathologistes faisant autorité (1), que si le carcinome se généralise aussi facilement, c'est parce qu'il atteint le système lymphatique ; fort bien ; mais pour-

(1) Cornil et Ranvier. *Manuel d'anat. path.*, tome I, p. 208.

quoi l'épithéliome lobulé, le vulgaire cancroïde qui atteint les lymphatiques exactement de la même manière, ne se généralise-t-il qu'exceptionnellement ?

Pourquoi certains épithéliomes lobulés, pourquoi certains carcinomes fibreux, durent-ils des années sans bouger pour ainsi dire ? Leur mode d'envahissement est absolument identique à celui des autres ; les lymphatiques voisins des noyaux cancéreux sont toujours plus ou moins atteints par la maladie.

La seule raison de cette bénignité relative réside dans la nature des cellules du néoplasme qui, dans certains cas, ont une vitalité et une fécondité extrême, et par conséquent un pouvoir infectant redoutable. Etudiez au contraire ces petits cancroïdes à marche lente, ces carcinomes fibreux qui ne tuent la malade qu'en dix ou quinze ans, vous trouverez d'une part des cellules qui arrivent presque d'emblée à l'état épidermique et sont dès lors inoffensives ; d'autre part, dans le cas de carcinome, vous trouverez des alvéoles dont toutes les cellules sont mortes ou en dégénérescence très avancée ; vous trouverez des cellules petites, mal développées, ne proliférant point pour ainsi dire, et n'ayant dès lors qu'une puissance d'envahissement, qu'un pouvoir infectant très minimes. Ajoutons que dans les carcinomes et les épithéliomes, l'aspect des cellules varie toujours un peu d'une tumeur à une autre, mais est toujours le même pour la même tumeur, qu'on l'examine soit dans la tumeur mère, soit dans une tumeur secondaire des ganglions lymphatiques ou de tout autre organe, soit dans une tumeur récidivée. Nous avons été frappé de ce fait, notamment dans un cas où nous avons pu étudier successivement quatre ou cinq récidives de cancer du sein chez la même femme. Or, tandis que les cellules des tumeurs secondaires ou récidivées sont toujours identiques à celle de la tumeur mère, la trame, au contraire, varie et diffère un peu selon que la tumeur siège dans la glande mammaire, dans la peau, dans un ganglion, etc. Nous sommes donc fondé à dire que la cellule est tout, la trame rien (1).

On voit donc que Lebert avait raison au fond quand il cherchait la cellule spécifique de chaque tumeur ; seulement nos moyens d'investigation sont encore infiniment trop grossiers pour nous permettre de reconnaître la valeur d'une cellule par une simple inspection ; nous devons nous résigner à voir cette cellule à l'œuvre avant de dire ce qu'elle vaut. On comprend très bien la réaction soulevée par les tentatives de Lebert qui cherchait en vain sa cellule spécifique ; on comprend également le peu de crédit qu'a rencontré bientôt l'opinion de ceux qui, avec Broca, par exemple, considéraient le cancer comme un tissu sans analogue dans l'économie.

Mais les fauteurs de cette réaction n'ont-ils pas émis une assertion plus étrange encore quand ils sont venus se baser sur une ressemblance fort incomplète entre certains épithéliums des voies urinaires et les cellules cancéreuses pour identifier presque des éléments absolument normaux d'une part et d'autre part des cellules considérablement déviées de leur type et présentant en réalité une physionomie toute spéciale ? Quoiqu'en ait dit Virchow (2), la cellule de l'épithéliome paraît bien être douée de propriétés spéciales et mériter le nom de spécifique. Dans toutes les tumeurs en voie d'accroissement au sein d'un tissu conjonctif, les cellules du néoplasme arri-

(1) Cela n'est vrai que pour les néoplasies épithéliales (carcinome épithéliome) ; dans les néoplasies de substance conjonctive (fibrome sarcome, myxome), on observe au contraire des transformations intéressantes, notamment la tendance vers un état de plus en plus embryonnaire ; mais nous ne pouvons y insister ici.

(2) Voy. à ce sujet Virchow. (*Pathol. cellul.*, 4ᵉ édit. française, p. 558.) Virchow émet des opinions très intéressantes, brillamment exposées, mais qui nous semblent totalement contraires aux faits.

vent fatalement à se mettre en rapport avec les capillaires sanguins ou lymphatiques ; pourquoi donc, suivant la nature de la tumeur, les lymphatiques sont-ils tantôt envahis rapidement, tantôt envahis lentement, tantôt respectés ? Il nous semble qu'actuellement on ne peut trouver de réponse à ce problème qu'en admettant des différences dans l'activité cellulaire, activité qui varie non seulement suivant le genre et l'espèce de la tumeur, mais qui présente même des différences individuelles pour chaque tumeur du même genre.

Qu'on nous pardonne cette digression un peu longue sur un sujet qui mériterait des développements encore plus longs. Retournons à notre épithéliome calcifié. Si l'on veut bien se placer sur le même terrain que nous, on comprendra tout de suite pourquoi l'épithéliome calcifié est très bénin, et pourquoi il est d'autant plus bénin que son pouvoir calcifiant est plus considérable.

L'enkystement par la membrane glandulaire contribue dans une certaine mesure à cette bénignité ; mais ce serait là une barrière bien faible si l'activité cellulaire était plus considérable, et, tout insignifiante qu'elle est, nous venons de voir qu'elle suffit pour propager le néoplasme au-delà de la glande où il a pris naissance.

En résumé, l'épithélium de nos tumeurs calcifiées s'accroît *intus* et *extra*.

Au-dedans, les cellules géantes prennent une grande part à la formation des masses calcifiées ; au dehors, l'envahissement qui se fait sur le même type que celui de tous les épithéliomes, est bientôt enrayé par la calcification des cellules.

Accroissement de la trame.

Nous avons vu comment la trame de l'épithéliome calcifié naissait de la membrane de la tumeur sous forme de petites colonnettes ou de cloisons très élégantes sur les bonnes coupes. Cette trame de substance conjonctive présente de grandes variétés suivant l'âge des tumeurs que l'on étudie ; mais ces variétés ne représentent que des périodes successives de l'évolution d'une même substance. Dans les tumeurs jeunes, la trame composée de fibrilles très fines séparées par de nombreuses cellules rondes ou fusiformes, sillonnée de quelques capillaires, présente tous les caractères d'un tissu en prolifération active. Çà et là on y voit apparaître les cellules géantes étudiées plus haut. A mesure qu'on examine des tumeurs plus vieilles, on voit la trame devenir de plus en plus fibreuse et arriver à un tel point de condensation que la substance fondamentale du tissu fibreux est presque amorphe ; de telle sorte que sur les coupes décalcifiées il faut faire un peu attention pour ne pas confondre certaines travées fibreuses avec les travées ossifiées. En même temps que cette condensation s'opère, les travées s'élargissent et deviennent plus volumineuses, de telle sorte que sur une coupe étendue, la surface des travées connectives est égale ou supérieure à la surface des amas épithéliaux, tandis que dans les tumeurs jeunes et notamment dans le fait n° 3, les masses épithéliales l'emportent notablement sur la trame. Nous avons insisté beaucoup sur l'ossification de la trame. Cette ossification est la règle pour les tumeurs adultes puisque nous la rencontrons dans les obs. IV, V, VI, VII, VIII et X. Nous verrons dans l'historique qu'elle a été vue par d'autres auteurs dans des tumeurs que l'on peut avec certitude rapporter à l'épithéliome calcifié. Les travées osseuses arrivent dans les tumeurs anciennes à constituer toute la trame, à l'exclusion du tissu fibreux auquel l'os s'est substitué. Dès que les aiguilles osseuses acquièrent un certain volume, elles sont perforées par des canaux de Havers ou échancrées par des espaces médullaires contenant de la moelle embryonnaire ou adipeuse. Il nous paraît certain que l'os et la moelle se forment ici absolument comme dans les os plats du crâne. Nous avons signalé plus haut la présence de cellules analogues aux ostéoblastes de Gegenbauer, contribuant à former les cellules osseuses. Sur les phénomènes intimes de l'ossification, nous n'avons rien vu qui mérite d'être rapporté en ce moment. Les travées osseuses présentent de nombreuses lignes courbes concentriques autour des espaces médullaires. Ces courbes, absolument identiques à celles de l'os normal, représentent les étapes de l'envahissement osseux. Il est bon de noter expressément en passant que jamais nous n'avons vu un seul point cartilagineux précéder l'ossification. L'ossification débute le plus souvent dans les régions centrales de la tumeur. C'est donc à tort que la plupart des auteurs qui ont étudié des épithéliomes calcifiés les ont considérés comme des kystes dont la *membrane* s'était ossifiée. La membrane au contraire, sans être complètement à l'abri de l'ossification, nous a paru respectée la plupart du temps. Dans la tumeur étudiée sous le n° 7, les parties périphériques paraissent ossifiées plus que les parties centrales ; mais la membrame est restée fibreuse, au moins en grande partie.

Au moment où l'ossification d'un épithéliome calcifié est complète, les vaisseaux n'existent plus que dans les espaces médullaires et les canaux de Havers ; ils sont assez larges, mais composés, à ce qu'il nous a paru, d'une seule tunique épithéliale.

A ce moment aussi, la tumeur subit probablement un arrêt ou bien ne se développe plus que très lentement. Nous connaissons maintenant avec une assez grande précision le développement de chacune des parties de l'épithéliome calcifié. Jetons un coup-d'œil rapide sur le développement d'ensemble.

Lorsque la calcification marche très vite, ainsi que l'ossification de la trame, la tumeur encore très petite s'arrête dans son évolution et ne fait plus que des progrès nuls ou insignifiants. Elle constitue, dès lors, sous la peau, une sorte de corps étranger et rien de plus. Dans d'autres cas (obs. IV et X) la tumeur prend des proportions considérables, parce que la calcification n'est pas assez rapide pour entraver le développement et l'envahissement du néoplasme. Notre tumeur n° IV était presque aussi grosse que le poing. On ne peut pas savoir jusqu'où ce volume aurait pu aller si la maladie avait été abandonnée à elle-même.

En résumé, nous pouvons admettre comme à peu près certain :

Que l'épithéliome calcifié débute par une prolifération des cellules épithéliales des glandes sébacées ;

Que ces cellules tendent à devenir atypiques, à revêtir le caractère des cellules de l'épithéliome lobulé ;

Qu'elles sont arrêtées dans leur évolution par l'envahissement calcaire ;

Que de nouvelles cellules, calcifiées presque d'emblée, se développent aux dépens de *cellules géantes,* dans diverses parties de la tumeur ;

Que les cellules, une fois calcifiées, sont identiques à elles-mêmes, non seulement dans la même tumeur, mais dans toutes celles que nous avons pu examiner ;

Que la trame de l'épithéliome calcifié naît de la membrane glandulaire épaissie ;

Que cette trame peut s'ossifier et se transformer en os vrai avec canaux de Havers, moelle, etc. ;

Que cette ossification procède toujours du tissu fibreux sans l'intermédiaire du cartilage ;

Enfin, que l'envahissement de la tumeur se fait par un processus identique à l'envahissement des autres épithéliomes, et qu'il n'en diffère que par une activité bien moindre.

CHAPITRE VII.

—

HISTORIQUE.

On pourra trouver surprenant que nous n'ayons pas placé l'historique de l'épithéliome pavimenteux calcifié au début de notre travail, comme c'est l'usage. Nous avons agi de la sorte pour deux raisons : la première, c'est que nous n'avons abordé les quelques recherches bibliogràphiques que nous avons pu faire qu'après être arrivé à la fin de nos études personnelles ; la seconde, c'est que l'épithéliome calcifié étant à peu près inconnu des auteurs, il convenait de le décrire et d'en donner une notion suffisante pour permettre au lecteur de comparer notre description que nous croyons exacte et notre interprétation des faits que nous croyons juste avec celles des auteurs qui ont observé des tumeurs analogues. Pour nous reconnaître dans la bibliographie, nous avons dû nous guider sur deux points de repère : 1° la calcification des cellules épithéliales qui est le phénomène le plus caractéristique de nos tumeurs ; 2° l'apparence ossiforme qu'elles revêtent quand leur trame est ossifiée.

C'est donc dans les chapitres ou les mémoires traitant, soit de la calciose, soit de l'ostéome, que nous avons dû porter nos principales recherches. L'enkystement ou plutôt l'apparence kystique de quelques épithéliomes calcifiés, comme ceux du sourcil, nous ont engagé à revoir les articles publiés sur les kystes, et notamment sur les kystes sébacés. Une courte revue des ouvrages les plus récents montre que les quelques faits que nous avons pu découvrir et que nous signalerons dans un instant, sont passés à peu près inaperçus. La calcification des cellules épithéliales notamment est à peine signalée.

M. Lancereaux (1), dans un intéressant chapitre consacré à la calciose, s'exprime ainsi : « Les tissus épithéliaux moins » exposés que les tissus conjonctifs à l'infiltration calcaire » n'échappent pas toujours à cette dégénérescence. » Puis, il passe immédiatement à la calcification des tissus nerveux. A l'article ostéome, il ne mentionne même pas les ostéomes de la peau.

M. Laboulbène (2) ne consacre aux tumeurs qu'un très court paragraphe et n'aborde pas l'anatomie pathologique de la peau.

Rindfleisch (3), dans l'article consacré aux kystes sébacés, ne dit rien qui se rapporte à notre sujet ; mais dans l'article ostéome, il écrit les lignes suivantes : « Le stroma des cancers » peut s'ossifier ; Lücke décrit même un épithéliome avec » stroma osseux. » A l'article, infiltration calcaire, Rindfleisch dit que cette dégénérescence atteint les tissus les plus variés, mais il ne cite point l'épithélium en particulier. Il admet qu'en thèse générale, le manque de lymphatiques et la lenteur de la circulation favorisent le dépôt du phosphate de chaux.

Cornil et Ranvier (4), dans un paragraphe substantiel sur l'infiltration calcaire, indiquent bien la présence possible du phosphate de chaux dans la plupart des productions kystiques,

---

(1) Lancereaux. — *Traité d'anat. path.,* tome I, p. 498.
(2) *Traité d'anat. pathologique.* Paris, 1879.
(3) *Rindfleisch.* — *Traité d'anat. pathol.* Traduction Gross.
(4) *Manuel d'hist. path.,* tome I, p. 61.

mais ne mentionnent point la calcification des cellules épithéliales. Dans l'article ostéome (*loc. cit.,* p. 227), ils disent que
« dans la peau, des noyaux osseux se développent parfois
autour des glandes. » A l'article kyste sébacé (*loc. cit.,* p. 301),
ils donnent une très bonne figure de la paroi du kyste ; ils
signalent la calcification de la paroi du kyste, mais sans y
insister. (Nous avons vu que la paroi ne se calcifie ni ne
s'ossifie ; il y a donc eu confusion entre la paroi proprement
dite et les couches superficielles de la tumeur.)

Nous trouvons dans Virchow (1) quelques données intéressantes pour notre sujet. A l'article kyste par rétention (p. 227),
Virchow s'exprime ainsi : « Pour ce qui est de la marche de
» l'athérome, il se fait souvent un temps d'arrêt dans son
» accroissement, et, dans ce cas, lorsqu'il est petit, on le sup-
» porte sans autre inconvénient. Ordinairement alors les masses
» épidermiques subissent plus tard une sorte de crétification,
» soit plutôt extérieurement, de telle sorte qu'il se forme une
» sorte de coque, soit intérieurement, et alors il se déve-
» loppe seulement en des points isolés des noyaux calcaires ;
» le contenu prend la consistance d'une sorte de mortier ou
» bien tout le contenu se transforme en une masse crétacée.
» C'est ainsi que sur une pièce de notre collection, le scrotum
» est rempli d'athéromes crétifiés de la grosseur d'un grain
» de chènevis jusqu'à celle d'un pois. »

Nous avons tenu à transcrire textuellement ce passage,
malgré le peu d'élégance de la traduction, pour montrer que
Virchow a parfaitement vu l'athérome calcifié. Nous employons
le mot *calcifié* au lieu de *crétifié,* parce que ce dernier impli-
que le dépôt de carbonate de chaux, tandis que c'est surtout
du phosphate qu'on rencontre dans nos tumeurs.

L'épithéliome calcifié, au contraire, a été totalement

---

(1) Virchow. — *Traité des tumeurs.* Trad. Aronssohn, 1869, tome I.

méconnu par Virchow, et c'est dans l'article ostéome (*loc. cit.,* tome II, p. 62 et suiv.) que nous rencontrons des faits qui se rapportent probablement à cette variété de tumeur. Sous le nom d'exostoses discontinues (c'est-à-dire non adhérentes au squelette), Virchow décrit des tumeurs ossifiées *mobiles,* sous-cutanées et occupant diverses parties de la face, de la tête, et même du tronc et des membres. Il tâche d'expliquer leur développement par une ossification qui aurait envahi les couches superficielles du périoste, ou bien par *l'hypérostose d'une parcelle d'os détachée par fracture.* Cette dernière explication, jusqu'à preuve positive, paraîtra quelque peu fantastique à la plupart des chirurgiens ayant soigné des fractures, et même aux anatomo-pathologistes. Toujours est-il que les faits cités par Virchow sont des plus intéressants ; malheureusement, il n'a pas pu lui-même faire l'examen histologique et ne peut rien dire de précis à ce sujet. Nous avouons que nous serions très disposé à voir dans les faits relatés par le savant anatomo-pathologiste des cas d'épithéliome calcifié à trame ossifiée ; mais ne pouvant fournir aucune preuve à l'appui de notre sentiment, nous n'insisterons pas davantage. .

Nous serons bien plus affirmatif à l'égard des petits ostéomes de la peau signalés à la fin de ce même chapitre (*loc. cit.,* p. 101). Virchow a fait graver une figure qui représente très probablement un petit épithéliome calcifié. Il admet seulement la calcification de la membrane kystique des athéromes et paraît, dans une phrase un peu obscure, repousser l'opinion de Meckel qui aurait signalé de petites concrétions osseuses dans les glandes sébacées.

Virchow, pas plus que les autres anatomo-pathologistes, que nous venons de passer en revue, n'était donc arrivé à une notion exacte de l'épithéliome calcifié.

Dans les bulletins de la Société anatomique de Paris,

pour 1872, nous trouvons le fait suivant, qui montre combien les hommes les plus compétents, soit en chirurgie, soit en anatomie pathologique, étaient alors peu fixés sur la structure des tumeurs ossiformes de la peau. Nous copions textuellement la relation de ce fait :

M. le professeur Trélat présente une petite tumeur dont il a pratiqué l'extirpation chez une jeune femme âgée de 27 ans.

Située à l'extrémité externe du sourcil droit, indolente, du volume d'une amande environ, dure, mobile sous la peau, mais adhérente profondément, cette tumeur renferme un petit noyau dur de 15 millimètres de longueur sur 12 millimètres de large.

Le microscope y dévoile l'existence du tissu osseux.

D'après le présentateur, il s'agit d'un kyste dermoïde en partie osseux. L'état crétacé, ajoute-t-il, n'est pas rare ; mais c'est le premier exemple de production osseuse qu'il rencontre dans ce genre de kystes.

M. Ranvier. — La tumeur est-elle congénitale ou acquise ?

M. Trélat. — La malade affirme l'absence de traumatisme, et l'époque d'apparition de la tumeur ne peut être précisée d'après les renseignements qu'elle donne.

M. Ranvier. — A côté d'un tissu osseux bien constitué, pourvu de canalicules et d'ostéoplastes, on voit sur les préparations de cette tumeur de petites masses crétacées.

Il y a là une structure complexe qu'on retrouve dans une observation de kyste hydatique du foie, communiquée à la Société par M. Pelvet (1). De cette observation découle ce fait qu'on peut voir se développer du tissu osseux dans une couche calcaire.

Ainsi dans un kyste sébacé il se fait des transformations calcaires au sein desquelles peuvent apparaître de petites masses osseuses. L'examen des lamelles osseuses dans le fait de M. Trélat pourra peut-être éclairer cette origine.

M. Trélat. — Je ne pense pas qu'il s'agisse d'un kyste sébacé, car les kystes de ce genre, en s'enflammant, deviennent adhérents aux parties

(1) *Bull. soc. anat.,* p. 158, année 1865.

superficielles. Et la malade se serait presque certainement aperçue d'une circonstance de cette nature (1).

On voit que ni M. Trélat, ni M. Ranvier, ne savaient au juste à quoi s'en tenir sur leur petite tumeur ; dans la discussion, M. Ranvier a été jusqu'à émettre l'opinion un peu hasardée, du développement de l'os dans une masse calcaire. Or, l'os se développe seulement aux dépens de la substance conjonctive. Il est pour nous clair comme le jour que M. Trélat avait enlevé un de ces petits épithéliomes calcifiés du sourcil dont nous avons observé deux exemples. Le fait que nous venons de citer montre quelles données vagues on possédait, il y a quelques années, sur l'épithéliome calcifié. Pourtant, sa vraie structure a déjà été indiquée, il y a vingt-deux ans, par Martin Wilckens (2); Virchow, qui le cite et qui donne l'indication de son mémoire, ce qui nous a permis de nous le procurer, ne parle point de la description très nette et très claire que cet auteur a faite d'un épithéliome calcifié du front. Ce silence de Virchow ne peut tenir à ce qu'il n'a pas lu la brochure, car il la cite assez explicitement (*loc. cit.*, p. 101) ; il semble donc qu'il ait omis de signaler ce fait parce que les résultats de l'examen histologique lui ont paru invraisemblables ou insuffisamment nets.

Pour nous qui croyions avoir le premier reconnu la structure de l'épithéliome calcifié, oubliant ainsi la maxime : *Nil sub sole novi*, nous avons été tout surpris de lire dans Wilckens une description parfaitement nette de la structure de notre tumeur, moins complète, il est vrai que celle que nous avons pu faire, à cause des matériaux plus nombreux dont nous disposions, et aussi des progrès de la technique histologique,

(1) *Bulletin de la Soc. anat. de Paris,* année 1872.

(2) Ueber die Verknœcherung und Verkalkung der Hawt etc., von Martin Wilckens. Thèse de Gœttingue, 1858.

progrès mis à la portée de tout le monde, par le magnifique livre de M. Ranvier.

Si Martin Wilckens avait reconnu que sa tumeur provenait d'une glande sébacée, son observation eût été complète. Voici du reste l'histoire de ce fait qui termine son mémoire. Nous traduisons textuellement, ne passant sous silence que quelques longueurs :

« A la clinique de M. le conseiller Baum, vint le 8 décembre
» 1857, une femme de 43 ans qui portait au milieu du front
» une tumeur ayant à peu près le volume d'un œuf de pigeon.
» Cette tumeur était dure et ferme, et mobile dans tous les
» sens. Au sommet de la tumeur se trouvait une petite ou-
» verture du diamètre d'un pois obstruée par des bourgeons
» charnus ; par cette ouverture on pouvait conduire un stylet
» sur une masse très dure. La peau qui recouvrait le reste de
» la tumeur était parfaitement normale. La femme porteur de
» cette tumeur, en bonne santé du reste, dit que la grosseur
» a débuté il y a 13 ans et qu'elle a été aussi dure dès le début.
» Elle ne peut indiquer aucune cause à son mal. Pensant que
» si la tumeur s'ouvrait elle diminuerait de volume, cette
» femme, depuis trois ou quatre ans, la perçait avec une
» aiguille et en retirait environ un dé de pus. Ensuite la
» blessure laissait sourdre de temps à autre quelques gouttes
» de pus.

» M. le conseiller Baum fit autour de la petite ouverture
» une incision ovalaire, laissa la peau se rétracter et enleva la
» tumeur, presque sans l'aide du bistouri, en l'énucléant de
» sa loge, entre la peau et le muscle frontal. L'hémorrhagie
» fut insignifiante, la plaie fut réunie, se guérit rapidement, de
» sorte que la malade put s'en aller le troisième jour après
» l'opération.

» La tumeur à laquelle était resté adhérent le petit morceau
» de peau entourant l'ouverture avait sa surface rugueuse et

» mamelonnée. Quelques-unes des saillies étaient criblées de
» petits trous vasculaires. La tumeur presque ronde avait
» 7 centimètres et demi de circonférence et avait un diamètre
» d'environ 2 centimètres et quart. Sur la coupe, on voyait
» au-dessous d'une couche de tissu adipeux une coque osseuse
» contenant une masse calcaire, poreuse et friable. Cette masse
» logée comme un noyau dans le tissu connectif sous cutané
» mesurait 2 centimètres et demi de longueur sur trois quarts
» de centimètre de hauteur....

» Sur de fines coupes, on distingue nettement un stroma
» clair contenant des masses arrondies plus sombres. Le
» stroma contient de nombreuses cellules osseuses ; à un
» grossissement de 350 diamètres, on reconnaît que la masse
» obscure est formée de cellules épithéliales soudées ensemble
» et tellement imprégnées de granulations calcaires qu'on peut
» à peine reconnaître le contour des cellules ; on distingue
» pourtant bien les plus claires contenant encore un noyau.
» L'emploi de l'acide chlorhydrique suivi d'effervescence rend
» la coupe transparente et montre les cellules épithéliales de
» formes variables et munies de noyaux plus ou moins volu-
» mineux.

» Dans l'état de la science, il faut donc considérer cette
» tumeur comme un épithéliome (cancroïde) dont les cellules
» ont subi une métamorphose régressive calcaire et dont le
» stroma s'est transformé en os vrai (1).

Wilckens a dessiné sur une planche annexée à son mémoire
des cellules épithéliales calcifiées, reconnaissables au premier
coup d'œil. Il est impossible d'être plus clair et l'on voit

« (1) Diese Geschwulst war also nach der Bezeichnung der heutigen
» Wissenschaft ein Epitheliom (Kankroid) dessen Zellen einer kalkigen
» (rückschreitenden) Metamorphose unterlagen, und dessen ursprünglich
» bindegewebiges Stroma in wahres Knochengewebe übergegangen war.»

qu'en 1858, Wilckens était arrivé à une notion très nette de l'épithéliome calcifié. Seulement, il a observé aussi d'autres tumeurs plus ou moins ossiformes de structure différente, et, réduit à un seul fait, il n'a pu en tirer toutes les conclusions qu'on peut baser sur la comparaison de plusieurs faits semblables. L'autre examen personnel à Martin Wilckens est celui de 16 concrétions pierreuses de la peau, enlevées longtemps avant l'examen par A.-G. Richter sur différents points de la peau d'un goutteux. Il aurait trouvé dans ces tumeurs du tissu conjonctif, de l'os et un peu de cartilage. Nous ne pouvons que réserver notre avis sur ces tumeurs.

En dehors des faits que nous venons de citer nous trouvons, dans le travail de M. Wilckens, une bibliographie très érudite qui constitue du reste les trois quarts de l'ouvrage, et à laquelle nous allons faire quelques emprunts. Sans remonter comme Wilckens jusqu'à Galien, nous dirons que Victor Trincavella, professeur à Padoue vers le milieu du XVIe siècle, retira d'un abcès un corps dur et ne put définir si c'était une pierre ou un os. Beaucoup d'autres médecins anciens ont cru au développement de pierres dans les abcès. et les faisaient provenir soit d'un épaississement du pus, soit d'un coagulum sanguin, etc., raisonnant selon les idées régnantes à leur époque. Fallope et Ambroise Paré auraient signalé la présence de pétrifications dans les athéromes.

A.-G. Richter (vers 1780), Artley Cooper (1820), ont signalé des tumeurs dont la trame ou la coque étaient ossifiées.

Rayer (1835), (*Traité des mal. de la peau*, tome III, p. 720), s'exprime ainsi : « Les follicules sécrètent quelquefois au lieu » de l'humeur sébacée une masse dure et pierreuse ; Meckel » a trouvé chez un garçon tous les follicules sébacés sur » la hanche plein de petits calculs, et la peau ainsi altérée

» fait partie de ses collections anatomiques. Chez deux enfants
» on a trouvé de ces calculs dans la peau du front et du
» nez. »

Glüge (1841) a observé sur le genou d'une blanchisseuse
âgée de 50 ans, deux tumeurs qui consistaient en cellules
épidermiques ossifiées (l'auteur veut dire évidemment calcifiées). Ces cellules hexagonales avaient un noyau apparent,
quelquefois noir, et étaient pleines de granulations calcaires.
(Ces deux tumeurs citées par Glüge étaient certainement des
épithéliomes calcifiés.)

Vogel (1) (1847) signale les concrétions calcaires des
glandes sébacées. Il en donne l'analyse chimique ; enfin il a
signalé et fait dessiner des concrétions calcaires de la peau
du scrotum.

John Dalrymple (*Méd. chir., Transact.,* Lond., 1843) signale
explicitement la calcification d'écailles épithéliales dans une
tumeur développée au niveau du cartilage tarse de la paupière supérieure.

Auvert, de Moscou (1851), a traité une jeune paysanne de
18 ans, pour une tumeur de la joue droite. Cette tumeur,
grosse comme un œuf d'oie, contenait une concrétion de
phosphate de chaux du volume d'une grosse noix. Cette
concrétion grise, poreuse, fendillée, était très adhérente aux
tissus qui l'entouraient.

Cruveilhier (1856) (2) cite deux cas de tumeurs occupant
le voisinage de l'anus et contenant des concrétions calcaires.

Förster (3) (1855) signale la calcification des cellules
épithéliales.

---

(1) *Traité d'anat. path.,* p. 344, et *biblioth. du méd. prat.,* tome
VIII, p. 541.
(2) *Traité d'anat. pathol.,* tome III, p. 866.
(3) *Illustrate mediz. Zeitg.,* München, 1855. Bd., 3, 5, 67.

Chelius (Wilckens *loc. cit.*, p. 16) a enlevé deux fois des tumeurs calcifiées, l'une au front, l'autre dans le sillon qui sépare le nez de la joue.

Parmi toutes ces tumeurs il est indubitable qu'il y a un grand nombre d'épithéliomes calcifiés.

La revue que nous venons de faire montre que les tumeurs calcifiées des glandes sébacées n'ont été avant nos recherches l'objet d'aucun classement. Leur structure a été vue incomplètement par chaque observateur : ainsi Wilckens, qui a vu que sa tumeur était un épithéliome, n'a pas vu qu'elle dépendait d'une glande sébacée. Les auteurs qui ont reconnu le siège de leur tumeur dans les glandes sébacées n'ont pas vu qu'il s'agissait d'épithéliome.

Avec la classification que nous avons établie et les caractères que nous avons étudiés, il sera désormais facile de reconnaître l'épithéliome calcifié qu'il soit ou non ossiforme ; l'athérome calcifié pourra également être reconnu sans peine.

Dans les épithéliomes non calcifiés, il est excessivement rare de trouver une trame osseuse. Nous n'avons jamais eu l'occasion d'en observer ; mais il en existe quelques faits dans la science. Nous citerons le cas de cancer ostéoïde de J. Müller et le cas plus récent de M. Heurtaux présenté à la Société de chirurgie en 1869.

Dans ce dernier cas, il s'agit d'un carcinome de la mamelle dont le stroma était ossifié. Ce cancer s'est comporté cliniquement comme un carcinome ordinaire ; il a envahi par récidive les ganglions de l'aisselle et la malade a succombé. (Voy. *Bull. soc. chir.*, année 1869) (1).

---

(1) M. Heurtaux, à l'extrême obligeance de qui nous devons la plupart des pièces qui nous ont servi à faire ce travail, a bien voulu nous communiquer des dessins faits par lui à l'époque où il enleva ce cancer ostéoïde et nous remettre un morceau de la tumeur conservé dans l'alcool.

M. A. d'Espine a cité dans les *Bulletins de la Société anatomique de Paris* (fév. 1872), un cas d'épithéliome du sinus maxillaire dont la trame présentait des points ossifiés.

Le fait de l'ossification de la trame dans une tumeur épithéliale n'a rien qui soit absolument spécial à nos tumeurs. On peut voir l'os vrai se développer dans tout néoplasme contenant du tissu conjonctif ; c'est ainsi que nous possédons un magnifique spécimen de fibrome ossifiant du sinus maxillaire enlevé jadis par feu M. Letenneur.

Ce qu'il y a de particulier à l'épithéliome calcifié des glandes sébacées, ce n'est pas l'ossification en elle-même, c'est plutôt la constance de ce phénomène. En effet, d'après ce que nous avons vu, l'évolution osseuse du tissu conjonctif se montrerait toujours quand les tumeurs ont atteint un certain âge qui peut du reste être variable pour chaque tumeur prise individuellement, et que dans tous les cas nous ne saurions déterminer d'une manière précise.

Nous n'avons pu, à notre grand regret, faire des recherches bibliographiques aussi complètes que nous l'aurions désiré ; mais nous croyons en avoir dit assez pour montrer quel était l'état de la science sur les tumeurs calcifiées de la peau, au moment où nous avons repris cette question. C'est au mois d'avril 1880, qu'un de nos élèves et amis, M. le Dr Chénantais, présenta en notre nom et au sien à la Société anatomique de Paris, quelques spécimens de nos tumeurs et remit une note que nous avions rédigée et qui fut insérée dans les bulletins de la Société. Au mois de juillet 1881 les *Archives de physiologie* donnèrent l'hospitalité à un résumé

Dans les préparations que nous avons faites, nous avons trouvé un tissu conjonctif calcifié, mais non pas de l'os vrai. C'était donc du tissu ostéoïde et non du tissu osseux. Quant aux dessins de M. Heurtaux, ils montrent également un stroma calcifié ; mais on n'y voit pas de cellules osseuses.

du présent mémoire. Puis parut la thèse de M. le Dr Chenantais sur *l'épithéliome calcifié*, travail excellent, qui a obtenu une médaille de bronze au concours des thèses. M. Chenantais a dessiné et fait reproduire, sur de magnifiques planches en chromo, les principales de nos tumeurs. Enfin, nous eûmes occasion de présenter au congrès de Londres les plus remarquables de nos tumeurs, et de faire sur leur structure une communication que l'on trouvera reproduite dans les comptes rendus du Congrès. (Vol. I, p. 408). Notre communication fut écoutée avec une extrême bienveillance, mais on nous fit quelques objections au sujet de la dénomination que nous avions choisie. Nous aurons occasion de revenir sur ce point dans le prochain chapitre.

CHAPITRE VIII.

—

ÉTUDE PATHOLOGIQUE ET CLINIQUE DE L'ÉPITHÉLIOME CALCIFIÉ.

A. — Nosologie. — Les tumeurs que nous venons de décrire forment bien une variété à part du genre épithéliome. Comme les caractères fondamentaux de tous les cas que nous avons pu observer sont les mêmes, nous sommes certains d'avoir affaire à un groupe naturel de tumeurs et de ne pas avoir sous les yeux des tumeurs diverses n'ayant de commun qu'une de ces dégénérescences qui peuvent s'observer dans la plupart des néoplasmes.

Le fait d'une prolifération d'épithélium sous forme de *masses pleines* contenues dans une charpente de substance conjonctive est le trait caractérisque de l'épithéliome pavimenteux. La soudure parfaite des cellules, la tendance épidermique, les globes épidermiques rapprochent notre nouvelle variété de l'épithéliome pavimenteux lobulé ; la disposition générale des masses épithéliales le rapproche plutôt de l'épithéliome tubulé, mais on sait combien ces deux espèces sont voisines.

Le fait du développement dans une glande sébacée est encore un rapprochement de plus. Quant à la limitation à l'intérieur d'une seule glande, d'une part elle n'est pas absolue puisque nous avons vu la glande dépassée (obs. IV) ; d'autre part, elle ne s'opposerait pas à notre essai de classement, puisque nous avons vu des épithéliomes vulgaires limités à une glande, et enkystés, pour ainsi dire, par la membrane de cette glande.

La présence du tissu osseux n'est pas non plus un obstacle pour nous, puisque nous savons avec quelle facilité les tissus de substance conjonctive peuvent se substituer les uns aux autres dans les néoplasmes sans changer la nature de la tumeur.

Il est très curieux de comparer certaines préparations d'épithéliome calcifié (pl. V, fig. 1) avec une préparation d'épithéliome tubulé. Sauf la calcification, la disposition générale des parties constituantes de la tumeur paraît à peu près la même. Enfin, comme dernier argument en faveur de notre manière de voir, nous citerons les tumeurs encore jeunes dans lesquelles nous avons pu voir une partie du néoplasme constituée par de l'épithéliome pavimenteux ayant l'aspect ordinaire, tandis que le reste de la masse pathologique présentait des points plus ou moins envahis par la calcification.

C'est donc en vain qu'on se réclamerait de la bénignité de la tumeur ; le nom d'*épithéliome pavimenteux à cellules calcifiées*, ou plus simplement d'*épithéliome calcifié* (1) s'impose pour désigner le néoplasme que nous étudions et qui vient se classer à côté des espèces *lobulé* et *tubulé* du genre épithéliome.

B. — Fréquence. — Quelle est la fréquence de l'épithéliome calcifié ? Cette tumeur doit être fort rare, car des treize cas que nous avons pu rassembler, huit ont été recueillis dans un espace de huit années, les autres remontent à une époque plus ancienne ; et c'est, croyons-nous, grâce à une série

---

(1) De même qu'on dit « épithéliome cylindrique » pour épithéliome à cellules cylindriques.

heureuse, et aussi grâce à la facile conservation de ces tumeurs que nous avons pu rassembler ce nombre, relativement considérable, d'épithéliomes calcifiés.

Sur ces treize faits, six sont des cas de tumeurs tout à fait ossiformes du tissu conjonctif sous-cutané. Ce sont les seules tumeurs ossiformes de la peau qu'il nous ait été donné de voir. Aussi, sans nier la possibilité d'ostéomes simples de la peau, nous sommes tenté de croire que, s'ils existent, ils sont rarissimes, et que la plupart des productions décrites comme telles par les anatomo-pathologistes n'étaient point en réalité des ostéomes, mais bien des épithéliomes calcifiés à trame osseuse dont la structure n'a pas été reconnue.

C. — Etiologie. — Les causes de l'épithéliome calcifié, comme celles de la plupart des tumeurs, nous sont totalement inconnues. Nous n'avons pu saisir entre les faits que nous avons observés aucun rapport indiquant une cause commune. Cependant, le début de la maladie nous a paru remonter à un âge peu avancé ; elle peut certainement se voir chez de très petits enfants, puisque le sujet de l'observation III avait seulement seize mois. Voici du reste un petit tableau relatif à l'âge et au sexe pour ceux de nos faits où ces renseignements nous ont été communiqués :

Obs.   I Kyste à contenu calcifié.............. Femme âgée (?)
—   II Tumeur molle à grumeaux calcaires.... Fille, 14 ans.
—   III Id   id.   id.   id...... Petite fille, 16 mois.
—   IV Ossiforme (ossific. partielle de la trame). Fille, 20 ans environ.
—   V Ossiforme (ossific. partielle de la trame). Jeune homme, 18 ans.
—   VI   Id.   (ossific. totale)............ Femme, 50 ans.
—   VII   Id.   (ossific. partielle).......... Femme âgée.
—   VIII   Id.   (pas de détails)............. ....
—   IX Tumeur molle (loupe dégénérée)....... Fille, 56 ans.
—   X Ossiforme (ossific. totale de la trame).. Homme, 38 ans.
—   XI Tumeur molle à grumeaux calcaires.... Petite fille, 9 mois.

Ce tableau montre que le sexe a une assez grande influence ; les femmes sont plus prédisposées que les hommes à l'épithéliome calcifié. Néanmoins, nos faits sont encore trop peu nombreux pour que nous en tirions une conclusion absolue à cet égard.

Pour l'âge, au contraire, en analysant ce tableau, on peut y trouver des données intéressantes : on est frappé d'abord du jeune âge de quelques-uns des sujets (obs. II, III et XI) ; si l'on consulte les observations, on voit que la tumeur n° IX seule s'est développée chez un sujet avancé en âge ; dans ce cas, la tumeur a pris naissance à l'intérieur d'une loupe ancienne chez une fille de 56 ans, et, bien que suffisamment caractéristique pour nous permettre un diagnostic sûr , cette tumeur est loin d'être un beau type d'épithéliome calcifié. Dans l'obs. VI, nous trouvons que le malade avait 50 ans au moment de l'ablation de sa tumeur. Mais nous pouvons affir-- mer que le début du néoplasme était très ancien, car la trame était totalement ossifiée au moment de l'opération, ce qui, pour nous, est un bon symptôme de l'âge avancé de ces tumeurs. Dans l'obs. X, le malade avait 38 ans au moment de l'opération ; mais on a vu par les commémoratifs que cet homme avait constaté le début de sa tumeur, *très dure dès l'origine,* 20 ans environ auparavant, c'est-à-dire vers l'âge de 18 ans.

Enfin, nous avons trois cas bien caractéristiques à ce point de vue ; le fait n° II (14 ans), le fait n° III (16 mois), et le fait n° XI (9 mois). Nous pouvons donc conclure que l'apparition de l'épithéliome calcifié a lieu le plus souvent dans l'enfance ou dans la jeunesse, et que si on l'observe dans l'âge adulte ou la vieillesse, cela tient habituellement à la lenteur de son évolution, et à ce que, ne causant aucune douleur, les malades ne s'en plaignent point jusqu'au jour où une complication accidentelle les oblige à s'en débarrasser. Bien que les épithéliomes pavimenteux vulgaires s'observent parfois dans le jeune âge (1), ils sont cependant rares avant l'âge adulte et même on peut dire qu'ils sont généralement le triste apanage de la vieillesse.

L'épithéliome calcifié diffère donc notablement sous ce rapport des autres épithéliomes. Peut-être le jeune âge des sujets est-il une des raisons qui facilitent son incrustation calcaire (âge de l'ossification) et qui le rendent aussi bénin, tandis que les autres épithéliomes sont si graves.

Les causes prédisposantes, en dehors de l'existence de kystes sébacés susceptibles de dégénérer, sont des plus obscures. Nous ferons remarquer que l'activité des glandes sébacées, très grande chez les enfants avant la naissance, paraît s'éteindre ensuite, au moins en grande partie, pour renaître au moment de la puberté et persister tout le reste de la vie.

Ces alternatives d'activité et de repos dans la fonction ont-elles de l'influence sur la production de nos tumeurs ? Nous ne pouvons malheureusement que poser la question sans la résoudre.

Parmi les causes occasionnelles, nous relèverons le traumatisme. Le traumatisme, cause banale des tumeurs, souvent invoquée, souvent niée, a pour nous une valeur réelle, en ce qu'il peut éveiller la prédisposition en nécessitant un travail pathologique dans les parties blessées : en déterminant soit un épanchement sanguin, soit des phénomènes inflammatoires, il met en jeu l'activité des cellules qui, si elles ont de mauvaises ten-

---

(1) On observe notamment l'épithéliome lobulé chez des jeunes gens ou chez des adultes encore jeunes lorsqu'il se développe à la peau sur des cicatrices de brûlure (nous en avons vu une dizaine de cas), ou bien lorsqu'il apparaît sur la muqueuse buccale, à la suite de la curieuse lésion dite *psoriasis buccal.*

dances, profiteront de l'occasion pour les manifester. Quelle peut être l'influence des blessures sur l'épithéliome calcifié ? Nous trouvons dans nos observations un fait très net (obs. IX), où la blessure d'une loupe par un coup de peigne a paru être le point de départ de la dégénérescence. Dans l'obs. X, le traumatisme initial est une véritable curiosité : le malade attribue sa tumeur à une piqûre de guêpe. Y a-t-il là un rapport réel ou une simple coïncidence, c'est ce que nous ne saurions décider. Dans l'observation XI, les parents de la petite fille ont attribué sa tumeur à une piqûre d'épingle ou d'aiguille. En principe, nous admettons volontiers qu'un traumatisme ou des frottements répétés puissent favoriser le développement de la tumeur qui nous occupe, mais nous ne pouvons baser cette opinion sur des faits indiscutables. La plupart du temps l'origine de l'épithéliome calcifié reste enveloppée de mystère comme celle de la plupart des tumeurs.

D. — Siège. — Le siège est assez variable ; nous relevons en effet :

La région du sourcil	2 cas.
La peau du cou....................	3 —
La région parotidienne............	1 —
Le lobule de l'oreille	1 —
La peau du dos...................	2 —
La peau du bras ou de l'avant-bras..	2 —

Le siège de la maladie est forcément en rapport avec le siège des glandes sébacées ; mais nos faits sont trop peu nombreux pour que nous puissions établir une échelle de fréquence s'appliquant aux diverses parties de la peau. La face et le cou sembleraient plus prédisposés que les autres parties, ce qui peut tenir, pour la face, à sa richesse en glande ; pour le cou, aux frottements répétés qu'il subit dans ses contacts avec les vêtements.

E. — Symptômes. — Les circonstances ne nous ayant permis d'observer qu'une de nos tumeurs sur le sujet qui la portait, nous serons assez circonspect dans la description des symptômes ; néanmoins nous pouvons donner, d'après les observations, une formule générale qui s'approche certainement beaucoup de la vérité :

Les symptômes de l'épithéliome calcifié varient suivant que la trame est ossifiée ou non.

Dans les cas où la trame n'est pas ossifiée, la tumeur ressemble soit à une loupe à contenu plus ou moins dur, soit à une tumeur conjonctive, fibrome ou sarcome ; elle a un volume qui varie depuis celui d'un petit pois jusqu'à celui d'une noix (et peut-être davantage) ; elle est recouverte soit d'une peau absolument saine (obs. II et III), soit d'une peau très amincie et même exulcérée (obs. XI). Dans ce dernier cas, les grumeaux calcaires peuvent se détacher d'eux-mêmes, et la tumeur ressemble, selon la comparaison de M. Heurtaux, à une amygdale avec ses cryptes. Lorsque la tumeur recouverte d'une peau saine est très riche en grumeaux calcaires, elle peut avoir une dureté considérable.

Dans les cas où la trame est ossifiée, le symptôme le plus remarquable est la dureté excessive et la mobilité par rapport au squelette.

Dans le cas d'ossification de la trame aussi bien que dans le cas où la trame est fibreuse ou sarcomateuse, l'indolence complète est la règle tant qu'il ne survient pas de complications.

Lorsque la tumeur ossifiée est petite, la peau qui la recouvre est absolument saine. Mais si la tumeur vient à grossir, la peau s'amincit, s'ulcère et donne lieu à des trajets fistuleux par lequel on peut apercevoir, ou tout au moins sentir avec un stylet les parties calcifiées de la tumeur. Dans ce cas, rien de plus facile que de reconnaître la maladie.

Parfois il se forme autour de la partie calcifiée un véritable kyste dont les parois sont atteintes d'inflammations répétées, de sorte que la portion pierreuse de la tumeur devient presque libre dans une petite poche purulente. Cette poche se vide de temps en temps, puis se referme et se remplit de nouveau de pus. Ces mêmes alternatives peuvent se répéter indéfiniment.

Jamais, dans aucune de nos tumeurs, on n'a noté de lésion à distance ni d'engorgement ganglionnaire.

Il peut se faire que le même malade porte plusieurs tumeurs du même genre.

En résumé, pour l'épithéliome à trame ossifiée, les symptômes caractéristiques sont la dureté excessive et la mobilité complète de la tumeur.

Pour l'épithéliome à trame molle, les symptômes sont bien moins caractéristiques, et, sauf le cas où l'on peut voir les grumeaux calcifiés, la tumeur ressemble beaucoup à une loupe ou à toute autre tumeur bénigne sous-cutanée.

F. — Marche et durée. — La marche assez rapide dans les deux cas observés chez de tout petits enfants, et surtout dans l'obs. XI, est généralement lente ; nous sommes même convaincu que la tumeur peut s'arrêter dans son évolution et rester complètement stationnaire.

Dans certains cas l'épithéliome calcifié à trame ossifiée peut acquérir un volume considérable, celui du poing, par exemple (obs. IV). C'est dans ce cas surtout que la tumeur entraîne des désordres assez pénibles (ulcération, suppuration) qui déterminent le malade à se faire opérer. Nous ne connaissons pas la grosseur maximum que peut atteindre l'épithéliome calcifié, mais indépendamment du cas que nous venons de rappeler, Virchow (*Pathologie des tumeurs*, tome II, p. 62) a décrit sous le nom *d'exostoses discontinues* des néoplasmes qui pourraient bien être analogues aux nôtres. Une des tumeurs citées par Virchow pesait dix livres.

G. — Terminaisons. — L'opération suivie de guérison radicale a été la terminaison de tous les cas que nous avons vus ; nous sommes donc réduit à faire des hypothèses sur la terminaison naturelle de la maladie. Nous nous hasarderons seulement à émettre les propositions suivantes : la tumeur paraît susceptible d'arrêt dans son évolution. En ce cas, elle pourrait donc persister indéfiniment en n'occasionnant au porteur qu'une gêne légère. Nous supposons en outre, en nous basant sur l'obs. IV, que la peau s'ulcérant, la tumeur pourrait être éliminée en tout ou partie comme les dépôts d'urates calcaires des goutteux. Hâtons-nous de dire que ce n'est là qu'une hypothèse.

L'épithéliome calcifié peut-il présenter des complications inflammatoires plus graves que celles que nous avons indiquées ; peut-il, dans certains cas, prendre une marche maligne ? Nous ne saurions répondre à la première question. Quant à la malignité, nous doutons qu'elle puisse apparaître. Il y a bien des cancers ostéoïdes, mais dans ces cancers c'est probable ment la trame et non les cellules qui est atteinte par le phosphate de chaux. En somme, les faits plaident pour la bénignité constante de l'épithéliome calcifié. Nous ne connaissons aucun cas de récidive, et la guérison est la règle après l'ablation de la tumeur.

H. — Diagnostic. — A. — Lorsque la trame n'est pas ossifiée, le diagnostic de l'épithéliome calcifié n'est pas des plus faciles : en effet, ses caractères généraux sont ceux de toute tumeur bénigne : limitation bien nette de la tumeur, mobilité complète, absence de lésion de la peau la plupart du temps, et enfin intégrité complète des ganglions. Si, pour une raison ou pour une autre, la peau est ulcérée comme dans notre obs. XI, la chute de petits grumeaux calcaires ou simplement la constatation de leur présence ne laisseront aucun doute sur la nature de la tumeur.

Lorsque la peau est saine, la ressemblance de la tumeur avec une loupe à consistance un peu ferme, son siège sous-cutané et non sous-aponévrotique, le jeune âge du sujet, pourront faire penser à un épithéliome calcifié ; mais ce n'est guère qu'après l'ablation qu'on pourra, en fendant la tumeur et en apercevant les grumeaux calcaires, poser un diagnostic bientôt vérifié sous le microscope.

B. — Lorsque la trame est ossifiée, le diagnostic devient beaucoup plus facile : il est, en effet, fort aisé de reconnaître à travers la peau la dureté absolument pierreuse de la tumeur. Si de plus l'on constate une mobilité complète par rapport aux tissus sous-jacents, une indépendance absolue par rapport au squelette, une mobilité un peu obscure par rapport à la peau, on est à peu près sûr d'avoir affaire à un épithéliome calcifié. Les ostéomes et les chondromes s'en distinguent par leurs connexions à peu près constantes avec le squelette (pour les ostéomes) par la dureté moindre et le siège toujours plus profond (pour les chondromes) ; ces dernières tumeurs, lorsqu'elles sont indépendantes du squelette, se développent en effet la plupart du temps dans des glandes profondément situées (parotide et autres glandes salivaires, testicule (1). Si la peau est ulcérée, le diagnostic de l'épithéliome calcifié deviendra des

---

(1) Le classement des tumeurs à trame en partie cartilagineuse parmi les chondromes est loin d'être à l'abri de toute objection. D'après les recherches que nous avons faites, ces tumeurs dites par quelques histologistes *adéno-chondromes* ne seraient autres que des épithéliomes à trame cartilagineuse, de même que les tumeurs décrites dans ce mémoire sont des épithéliomes à trame osseuse. Mais dans ces tumeurs des glandes, il y a souvent une évolution parallèle de la trame et de la partie épithéliale d'où résulte une grande complexité.

plus simples ; il suffira de conduire un stylet sur la masse pierreuse pour être immédiatement fixé. Il y a cependant là une erreur possible et même inévitable : c'est la confusion entre l'épithéliome calcifié et l'athérome calcifié qui se présente avec les mêmes dehors. Nous ne l'avons, il est vrai, observé qu'au scrotum, mais nous ne pouvons garantir sa limitation constante à cette région. Du reste, l'erreur de diagnostic serait absolument sans conséquence ; mais elle ne pourrait être reconnue que par l'examen microscopique.

En résumé, tout ce que l'on considérait autrefois comme des ostéomes de la peau ou comme des kystes à contenu calcifié devra être diagnostiqué désormais épithéliome calcifié. En procédant ainsi, on sera sûr de ne pas commettre des erreurs bien nombreuses, car les tumeurs sous-cutanées à contenu calcifié en tout ou partie sont rarissimes en dehors de l'épithéliome calcifié (1).

I. — *Pronostic.* — Le pronostic est des plus bénins. Nous avons pu avoir des nouvelles des sujets porteurs des épithéliomes décrits dans les obs. II et IV. La guérison s'est maintenue. Aucune des tumeurs que nous avons examinées n'était une récidive ; quant à une malignité possible dans certains cas, il serait vraiment oiseux de discuter sur ce point en l'absence de tout fait probant. Pour la bénignité, l'épithéliome calcifié se place donc à côté des loupes.

(1) La calcification peut s'opérer dans des tumeurs sous-cutanées. Nous venons notamment de l'observer dans un cas de tumeur sous-cutanée douloureuse. Ces tumeurs, d'après trois faits qui nous sont personnels, sont des myomes à fibres lisses, ce qui explique leur irritabilité si curieuse ; dans un cas observé tout récemment, la tumeur âgée d'au moins 25 à 26 ans, était située près de la malléole externe d'une femme de 50 ans environ. C'était un liomyome contenant un noyau calcaire absolument ossiforme.

J. — Traitement. — Le traitement chirurgical est le seul qui convienne tant à l'athérome qu'à l'épithéliome calcifié. Nous pensons que l'on peut se borner à énucléer la tumeur, et qu'il est inutile d'enlever les tissus à distance du mal comme on doit toujours le faire pour les épithéliomes vulgaires et les carcinomes.

Nous ne nous attarderons pas à étudier les détails de l'intervention chirurgicale qui ne présente rien de particulier à l'épithéliome calcifié, cette tumeur devant être opérée exactement comme toute autre tumeur bénigne. Les conditions de siège et de rapports avec les organes voisins devront être mises en ligne de compte dans le choix des procédés et des précautions opératoires ; s'il s'agit par exemple de tumeurs de la paupière, il y aura des mesures à prendre pour ménager la muqueuse, le globe oculaire, etc. Mais le lecteur est au courant de ces détails aussi bien que nous, et nous croirions lui faire injure en insistant.

CHAPITRE IX.

—

CONSTITUTION DE L'ESPÈCE ÉPITHÉLIOME PAVIMENTEUX.

Le genre épithéliome comprend, d'après les idées que nous avons adoptées, plusieurs espèces plus ou moins différentes les unes des autres, mais cependant telles qu'il n'en est aucune qui ne se relie à ses voisines par une série non interrompue d'intermédiaires ; c'est ainsi que dans les tumeurs malignes du sein, par exemple, on peut trouver toutes les variétés depuis le carcinome le plus mou, le plus encéphaloïde, jusqu'à l'épithéliome lobulé à globes épidermiques. Nous nous bornerons ici à énumérer les espèces et variétés que nous admettons dans le sous-genre épithéliome pavimenteux :

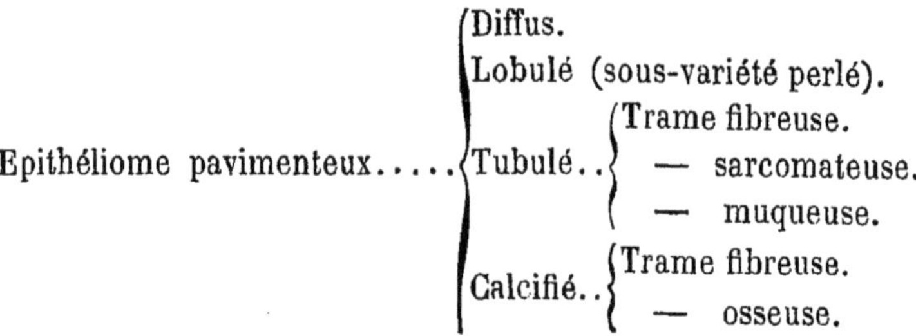

CONCLUSIONS.

Les glandes sébacées peuvent être atteintes d'une espèce d'épithéliome dont le trait caractéristique est la calcification partielle ou totale des cellules épithéliales et qui mérite le nom d'*épithéliome pavimenteux calcifié*.

La trame qui soutient les cellules est formée tantôt par du tissu conjonctif, tantôt par du tissu osseux, tantôt par l'un et l'autre ensemble.

L'ossification de la trame paraît être uniquement le résultat de l'évolution habituelle de la tumeur, et il n'y a pas lieu de faire deux espèces différentes suivant que la trame est osseuse ou connective.

L'épithéliome calcifié comprend probablement l'immense majorité des tumeurs ossiformes de la peau.

Il se développe dans l'enfance et la jeunesse, bien plus rarement dans l'âge mûr.

Il est plus fréquent chez la femme que chez l'homme.

Il est d'une bénignité totale, et ne récidive pas après l'ablation.

EXPLICATION DES PLANCHES.

PLANCHE I.

g s Vue d'ensemble d'une glande sébacée.

a   Cul-de-sac de la même, grossi.

b   Portion d'un cul-de-sac, vu à un fort grossissement ; préparation traitée par l'éther : on y voit le cloisonnement par les membranes cellulaires épaissies.

c   Cellules isolées avec leur protoplasma à vacuoles.

d   Développement.

e   Epithéliome pavimenteux des glandes de Meibomius.

f   Le même, grossi.

g   Un cul-de-sac du même, vu à un fort grossissement.

PLANCHE II.

Fig. 1 Paroi d'une loupe dont les cellules tapissant la membrane conjonctive sont en partie atteintes de dégénérescence graisseuse ; *tc* tissu conjonctif ; *c* cellules.

Fig. 2 Membrane conjonctive d'une loupe montrant des capillaires très dilatés.

Fig. 3 Paroi d'une loupe dont la membrane conjonctive présente des papilles ; *m* magma central ; *ep* couche épidermique ; *p* papilles ; *v* vaisseaux.

Fig. 4 Athérome calcifié ; *m* membrane ; *c* cellules calcifiées.

Fig. 5 Dessin grandeur naturelle de l'athérome calcifié sur lequel a été faite la préparation représentée *fig.* 4.

Fig. 6 Cellules épidermiques d'une loupe.

Fig. 7 Tablettes de cholestérine.

Fig. 8 Cellules d'une loupe en amas et isolées. L'une des cellules présente des crêtes d'empreinte.

PLANCHE III.

Fig. 1 Vue générale d'une coupe de l'épithéliome intra-glandulaire décrit, p. 25.

t c Tissu conjonctif.

m Masses épithéliales.

Fig. 2 Epithéliome calcifié faisant l'objet de l'obs. VI, p. 50 ; vue grandeur naturelle.

Fig. 3 Epithéliome calcifié de l'avant-bras décrit dans l'obs. V, p. 49 ; grandeur naturelle.

Fig. 4 Loupe atteinte d'épithéliome calcifié (obs. IX) ; vue grandeur naturelle.

Fig. 5 Tumeur décrite dans l'obs. X, p. 55.

Fig. 6 Kyste à contenu calcifié du sourcil (obs. VII), p. 52.

PLANCHE IV.

Fig. 1 Vue d'une coupe de l'épithéliome calcifié du lobule de l'oreille décrit dans l'obs. III, p. 38.

t c Tissu conjonctif.

ep Epithéliome non calcifié.

ep c Epithéliome calcifié.

c g Cellules géantes.

v Vaisseaux.

Fig. 2 Vue d'un épithéliome calcifié à trame osseuse (obs. X), p. 55.

e m   Espace médullaire.

ep c Epithéliome calcifié.

o s   Parties ossifiées.

c g   Cellules géantes.

x   Partie mal décalcifiée où l'on ne distingue aucun détail.

PLANCHE V.

Fig. 1 Coupe de la tumeur décrite dans l'obs. II, p. 34.

m c   Masses calcifiées.

t c   Tissu conjonctif.

c g   Cellules géantes.

Fig. 2 Coupe à un faible grossissement de la tumeur décrite dans l'obs. XI, p. 61. On voit au milieu d'une trame homogène, *t c,* des amas épithéliaux *e* dont le centre seul est calcifié.

Fig. 3 Une coupe de la tumeur précédente vue à un plus fort grossissement.

t c   Tissu conjonctif.

m e   Masses épithéliales.

g e   Globe épidermique.

m c   Masse calcifiée.

v   Vaisseau.

Fig. 4 Cellules épithéliales calcifiées vues à un grossissement de 250 à 300 diamètres.

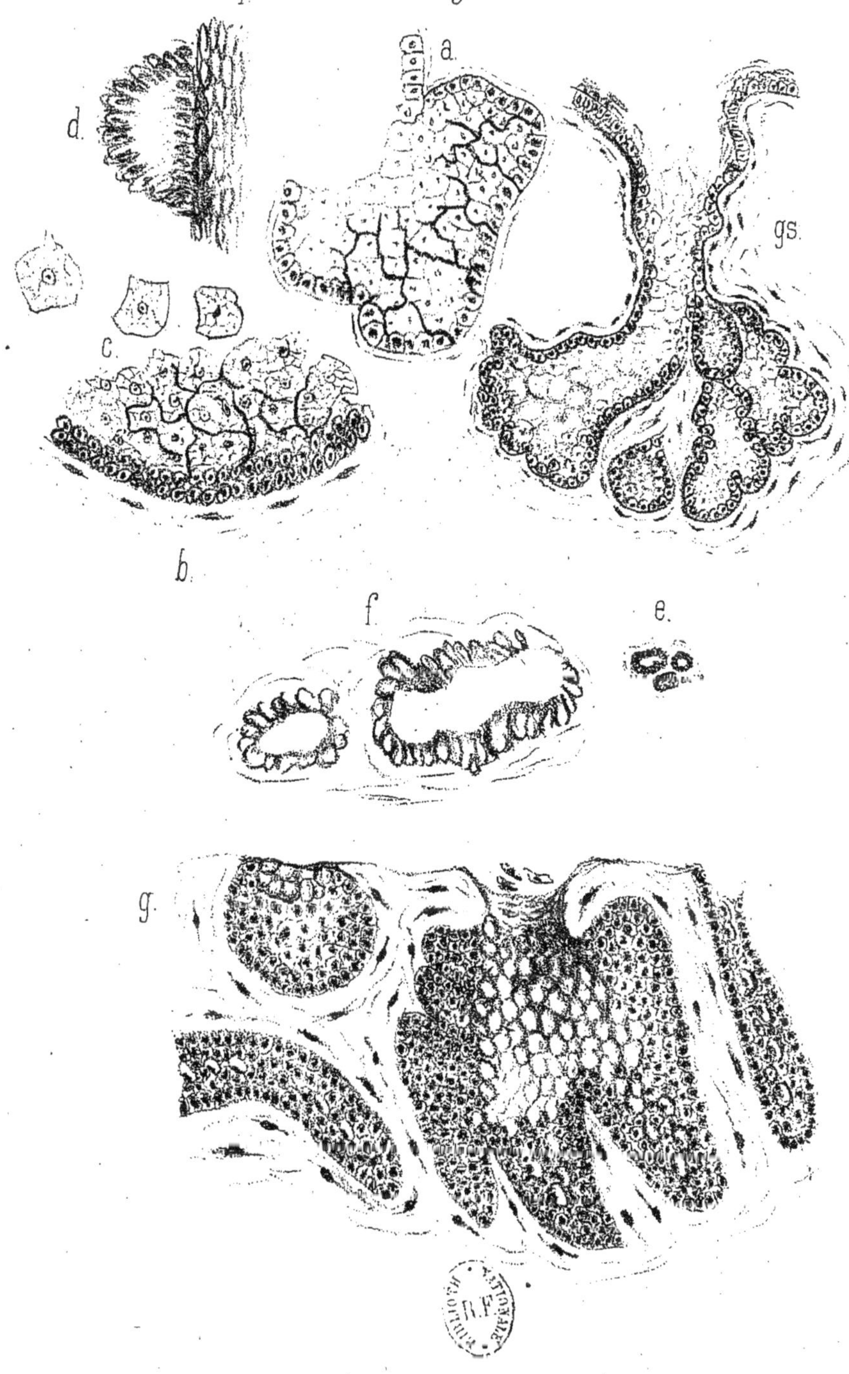

Planche 1. Glandes Sébacées
Epithéliome intra-glandulaire
d.
a.
gs.
c.
b.
f.
e.
g.

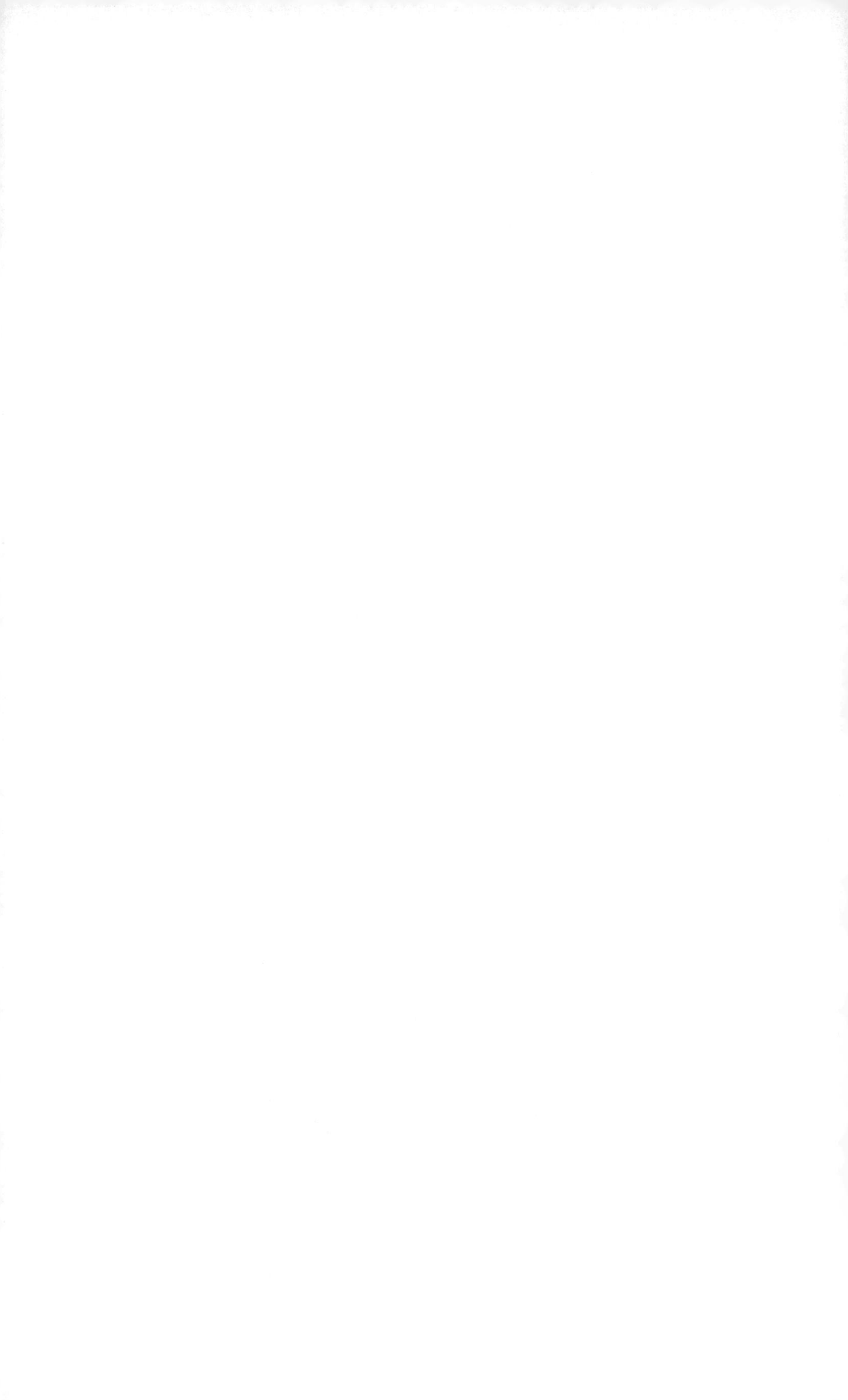

Planche 11. *Athérome simple*
Athérome calcifié

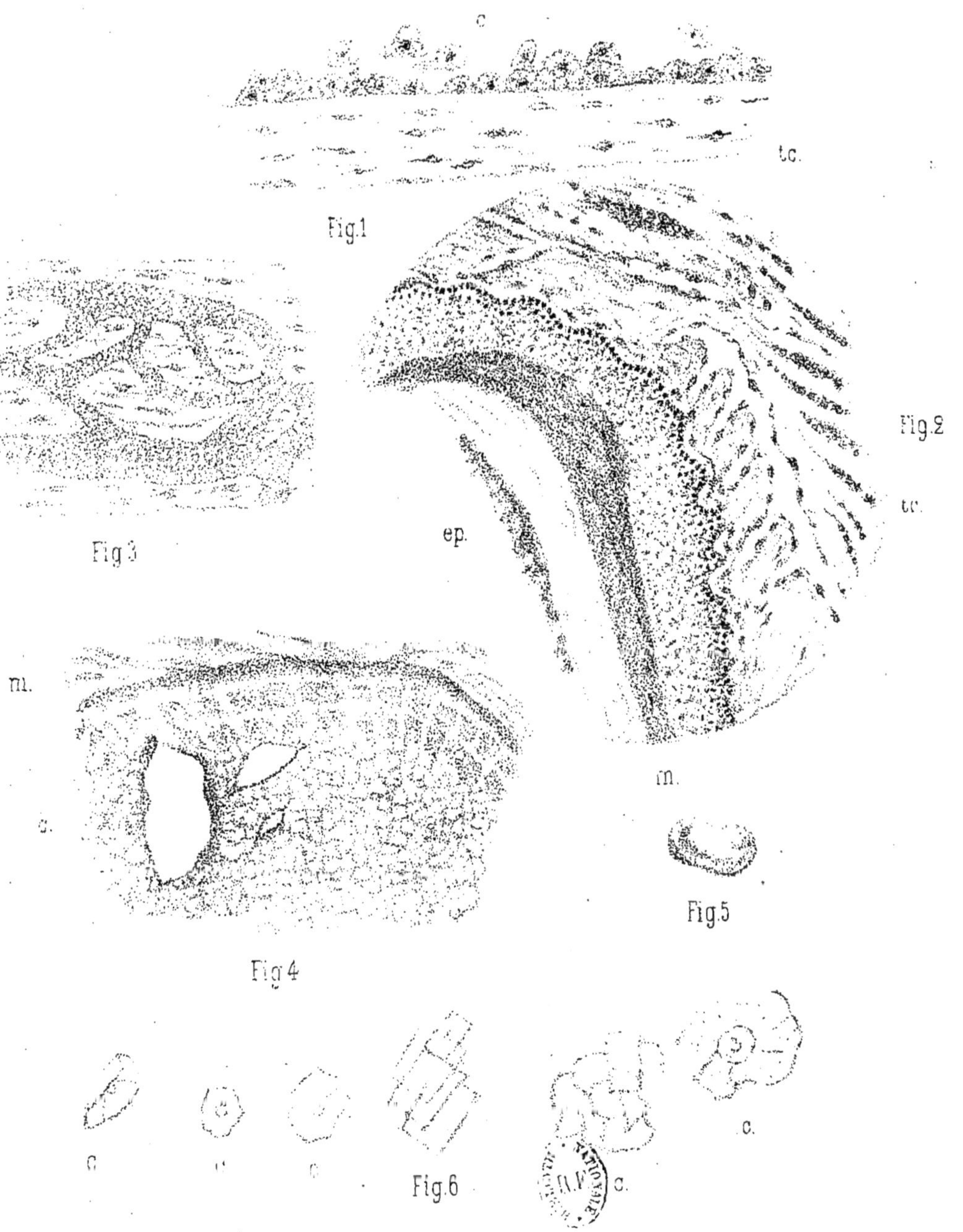

Planche III. *Epithéliome intra-glandulaire*
Epithéliome calcifié

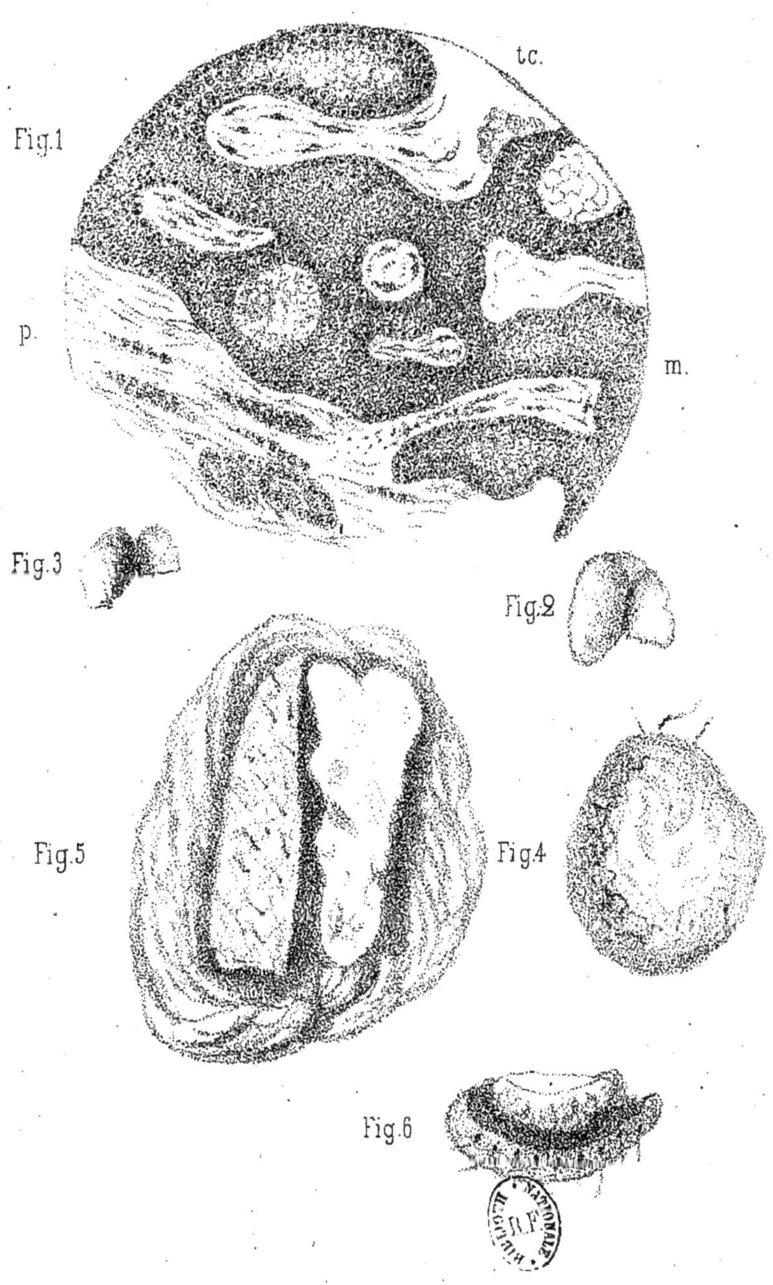

Planche IV. *Epithéliome calcifié*

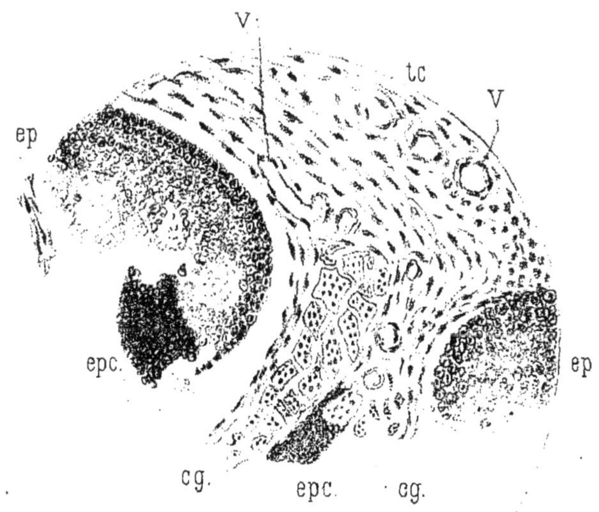

Fig.1.

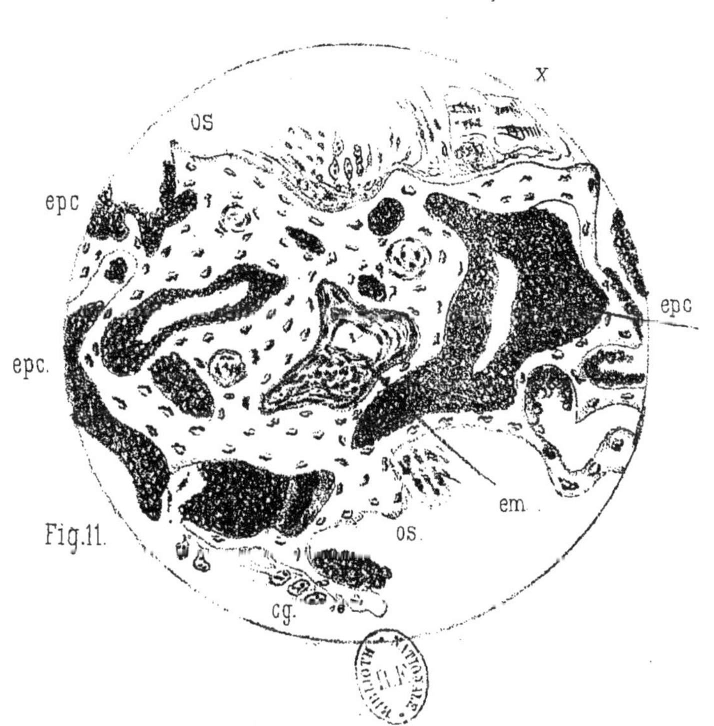

Planche V. *Epithéliomo calcifié*

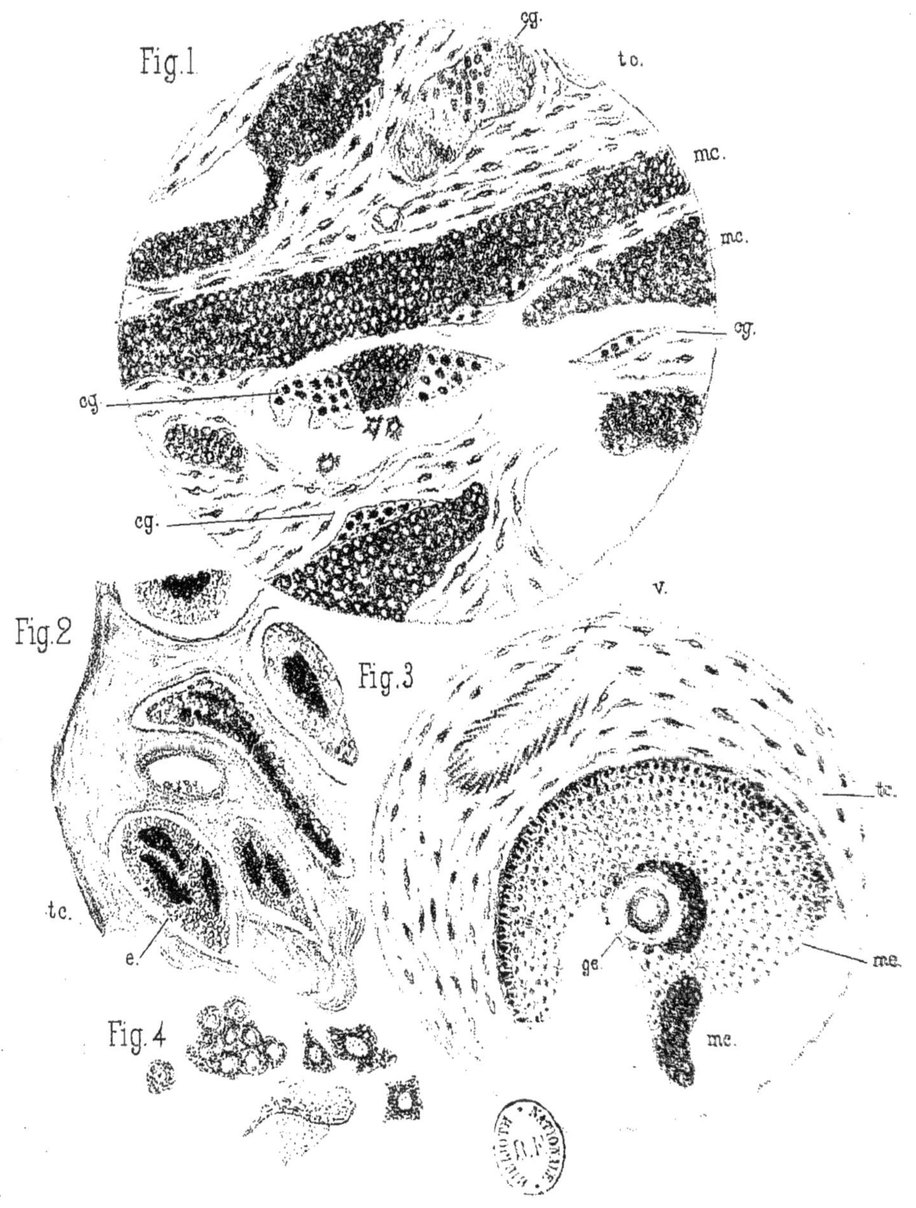

TABLE DES MATIÈRES.

Nantes, imprimerie de Mme vve Camille Mellinet, place du Pilori, 5.

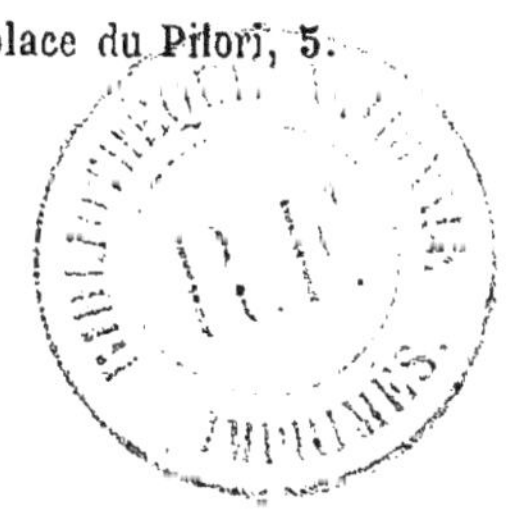

BIBLIOTHEQUE NATIONALE DE FRANCE
3 753102 197847 4

www.ingramcontent.com/pod-product-compliance
Ingram Content Group UK Ltd.
Pitfield, Milton Keynes, MK11 3LW, UK
UKHW022305070726
13614UKWH00002B/566